Mary Gichure

Prevalência da peste equina na população de burros do Quénia

Mary Gichure

Prevalência da peste equina na população de burros do Quénia

ScienciaScripts

Imprint

Cover image: www.ingimage.com

This book is a translation from the original published under ISBN 978-3-659-75279-7.

Publisher:
Sciencia Scripts
is a trademark of
Dodo Books Indian Ocean Ltd. and OmniScriptum S.R.L publishing group

120 High Road, East Finchley, London, N2 9ED, United Kingdom
Str. Armeneasca 28/1, office 1, Chisinau MD-2012, Republic of Moldova, Europe
Printed at: see last page
ISBN: 978-620-7-98643-9

DEDICAÇÃO

Aos meus pais, Sr. Phares Gichure Maina e Sra. Lucy Wanjiku, irmãos, James Maina e Josphat Njenga, irmãs, Zipporah Wairimu e Loice Njeri, e aos meus familiares, colegas e todos os amigos.

AGRADECIMENTOS

Agradeço sinceramente aos meus supervisores, Dr. Phillip M. Kitala, Prof. David O. Kihurani, Dr. John D. Mande e Prof. Njenga Munene pela sua orientação e encorajamento desde o desenvolvimento da proposta de projeto até ao trabalho de campo, trabalho de laboratório e eventual preparação desta tese.

Estou grato ao Donkey Sanctuary pelo apoio financeiro e logístico a este projeto. O Dr. Andrew Trawford do Reino Unido e o Dr. Getachew Mulugeta da Etiópia ofereceram orientação durante as fases preparatórias do projeto e alguns aspectos do trabalho de campo.

A Universidade de Nairobi concedeu-me uma bolsa de estudo que me permitiu realizar este curso de pós-graduação. O Departamento de Farmacologia e Toxicologia da Saúde Pública disponibilizou espaço e equipamento de laboratório, pelo que estou grato. O Dr. William Ogara e o Prof. Jackson Ombui facilitaram os aspectos logísticos do trabalho de campo, o Dr. Joshua Onono e o Dr. Marshal Mweu ajudaram na análise dos dados, enquanto os técnicos Alfred Mainga, James Macharia e Nduhiu Gitahi ajudaram nos aspectos laboratoriais do estudo.

A cooperação dos membros das famílias em Lari e Limuru foi uma componente vital para este estudo e a eles estou grato. O Dr. Gilbert Kirui, o Dr. Laurence Ochieng' do KENDAT; o Dr. Walter Onyango e o Dr. David Obiero do Donkey Sanctuary, Quénia; também me deram muito apoio durante o estudo de campo. Um agradecimento especial à minha família e amigos pelo seu apoio moral. O Deus Todo-Poderoso concedeu-me boa saúde e sucesso em todos os momentos desafiantes dos procedimentos experimentais, da redação e da conclusão do meu estudo.

ÍNDICE DE CONTEÚDOS:

RESUMO

A Peste Equina Africana (PSA) é uma doença infecciosa, não contagiosa, transmitida por insectos aos equídeos, causada pelo vírus da PSA. Embora a doença tenha sido detectada em cavalos e zebras, não havia informação disponível sobre a prevalência da doença e os factores de risco associados em burros no Quénia.

O presente estudo foi conduzido para determinar a prevalência e os factores de risco da SSA em burros nas divisões de Lari e Limuru do Distrito Oeste de Kiambu, Quénia. Foram selecionados aleatoriamente três sub-locais em cada uma das duas divisões. Os agregados familiares com burros nas sub-localizações do estudo foram reordenados aleatoriamente e visitados para recolher informação sobre o agregado familiar e sangrar os burros para serologia. As amostras de sangue foram colhidas dos burros depois de chuvas fortes em maio-junho; e na estação seca em agosto-setembro de 2010.

O soro de 398 burros foi testado para detetar anticorpos contra a SSA usando um teste ELISA (Enzyme Linked Immuno-Sorbent Assay) de anticorpos competitivos. Os factores de risco e o nível de conhecimento da SSA foram avaliados através de um questionário usado para entrevistar 146 proprietários de burros. Os dados foram analisados usando o Genstat^R e o Stata^R para estatísticas descritivas e modelos mistos de regressão logística, respetivamente, para estimar a prevalência e os factores de risco da SSA. A estatística kappa foi calculada para medir o nível de concordância entre o diagnóstico clínico da SSA e os resultados do c-ELISA.

A sero-prevalência da SSA nos burros amostrados depois das chuvas fortes foi estimada em 35.2% (70/199); 95% CI (28.5, 41.8) para as duas divisões, enquanto que para a estação seca foi estimada em 27.6% (55/199; 95% CI 21.4, 33.9). A prevalência da SSA nos burros que foram reamostrados em Kambaa, diminuiu de 60% (18/30; 95% CI 42.5, 77.5) em maio/junho para 20% (6/30; 95% CI 5.7, 34.3) em agosto/setembro. Esta diferença indica uma diminuição da imunidade.

A divisão e a sub-localização foram controladas nos modelos mistos de análise de regressão logística dos factores de risco. Na análise univariada, a idade dos burros, a presença de um curso de água, a origem do burro, o uso do burro, o estado de vacinação e a habitação foram as variáveis estatisticamente significativas e foram assim incluídas na análise multivariada. A idade do burro (burros (9-12 anos) tiveram uma prevalência mais alta; 40.7% (81/199)) (p-value 0.02) e a presença de um curso de água (p-value 0.03) foram factores de risco significativos e podem ter contribuído para a alta prevalência da SSA entre os burros nas sub-localidades de Kambaa e Rwamburi. Um curso de água provavelmente favoreceu o aumento da população de vectores e a transmissão do VSA.

Três burros observados com SSA clínica tinham febre (39°C), fraqueza, dispneia, corrimento nasal sero-mucoide, congestão e edema da conjuntiva, cabeças e olhos inchados com protrusão da fossa supraorbital. Estes resultados contestam relatos anteriores de burros que eram portadores assintomáticos ou que apresentavam sinais de febre transitória. A fraca concordância (k =0.05) entre o teste c-ELISA e o diagnóstico clínico da AHS indica que a ausência de sinais clínicos não significa que o burro não esteja infetado com o AHSV. Embora o teste c-ELISA tenha sido um diagnóstico para a AHS, o kit é caro e não está disponível no Quénia. O baixo nível de conhecimento da SSA (21.8%) deve ser abordado nos futuros serviços de saúde e bem-estar dos burros.

O estudo indicou que a AHS é endémica em burros nas 6 sub-localizações das divisões de Lari e Limuru do Distrito Oeste de Kiambu. Foi relatado um surto em burros na vizinha Divisão de Kikuyu (relatado num manuscrito separado), justificando ainda mais a necessidade de investigação sobre os padrões clínicos e epidemiológicos da SSA em burros noutras partes do Quénia.

Por isso sugeriu-se que a informação sobre este estudo fosse amplamente divulgada nos meios de comunicação apropriados de modo a sensibilizar mais pessoas sobre a doença nos burros. Além disso, foram propostos métodos de controlo como a vacinação dos burros contra a doença e o controlo do vetor, especialmente na estação das chuvas, de modo a reduzir a prevalência da doença.

CAPÍTULO 1
INTRODUÇÃO E OBJECTIVOS

1.1 Introdução

Cerca de 80% da população humana em África depende em grande parte da agricultura. A maquinaria moderna, embora altamente popularizada, é raramente adoptada. A tração animal provou ser uma fonte alternativa viável de energia para a lavoura e o transporte, devido à sua simplicidade, relativa acessibilidade e capacidade de integração no sistema agrícola tradicional africano (Starkey, 1994). Apesar destes factores, as tecnologias de tração animal continuam a ser subutilizadas ou exploradas de forma ineficiente devido à conceção inadequada dos arreios, má nutrição e doenças (Aganga e Maphorisa, 1994).

O burro (Equus *asinus)* tem permanecido uma fonte versátil e fiável de força de tração no Quénia, especialmente para mulheres e crianças (Kaumbutho *et al.,* 1998). Embora os burros sejam geralmente considerados como animais resistentes (Croxton, 1993), as doenças incluindo a peste equina têm frequentemente representado uma enorme ameaça ao seu uso efetivo para fins de tração (Mellor e Hamblin, 2004).

Os burros têm sido uma fonte importante de força animal para muitas famílias rurais em África durante décadas. A posse de burros é alta entre os agregados familiares agrícolas no Quénia e baixa entre aqueles cuja principal fonte de rendimento é o negócio ou o emprego no sector formal (Njenga, 1993). A população de burros no Quénia está estimada em 1.832.513, e na Província Central em 35.516, representando 2% da população de burros no Quénia (Central Bureau of Statistics (CBS), 2010). Nas divisões de Lari e Limuru da Província Central, a população estimada de burros é de 11.640 e 8800, respetivamente (Kenya Network for Dissemination of Agricultural Technologies (KENDAT), 2009).

O conhecimento das doenças dos burros como a Doença do Cavalo Africano (AHS) é escasso, e é muitas vezes extrapolado a partir do conhecimento dos cavalos (Pearson et *al.,* 1997). No Quénia, a investigação e os serviços sobre a saúde e o bem-estar dos burros estão a ser levados a cabo por um número limitado de organizações incluindo o Santuário dos Burros. Embora os agentes patogénicos que afligem os equídeos possam ser semelhantes, a manifestação de doenças nos burros é muitas vezes diferente de outros membros do género. Por exemplo, os burros são menos susceptíveis à SSA do que os cavalos e são considerados como portadores assintomáticos (Coetzer e Erasmus, 1994). Apesar de alguns veterinários no Quénia terem observado anteriormente sinais clínicos que sugeriam a SSA em burros, não foi feito um diagnóstico laboratorial confirmatório. Além disso, não existe informação sobre a prevalência de anticorpos contra o vírus da SSA entre as populações de burros no Quénia.

Apesar da sua baixa suscetibilidade à SSA, os burros que desenvolvem a doença clínica podem causar perdas económicas às famílias que dependem inteiramente deles para a tração. A taxa de mortalidade dos casos de SSA entre os burros é estimada em 10% (OIE, 2010); no entanto, a sua ameaça não pode ser negligenciada uma vez que os burros que desenvolvem a doença clínica são muitas vezes negligenciados devido ao custo da terapia de apoio. Os burros afectados não podem efetivamente cumprir o seu propósito como animais de tração e muitas vezes tornam-se susceptíveis a outras infecções secundárias.

O presente estudo foi concebido para determinar a prevalência, os factores de risco, assim como o conhecimento público sobre a dinâmica da SSA nos burros no Distrito Oeste de Kiambu da Província Central, Quénia. A informação delineada seria útil para a conceção de programas preventivos de saúde, tais como a vacinação e o controlo de vectores. Isto asseguraria que a doença fosse mantida a níveis controláveis e a otimização da saúde e do bem-estar dos burros no Distrito Oeste de Kiambu.

1.2 Objectivos

Os objectivos do estudo foram, portanto, os seguintes

1. Estimar a prevalência de anticorpos AHS na população de burros do distrito de Kiambu West, no Quénia.
2. Identificar os factores de risco da SSA na população de burros do distrito de Kiambu West, no Quénia.
3. Determinar o nível de conhecimentos sobre a SSA nos burros, entre os proprietários de burros no Distrito Oeste de Kiambu, Quénia.

CAPÍTULO 2

REVISÃO DA LITERATURA

2.1 Definição e espécies afectadas

A Peste Equina Africana (PSA) é uma doença viral de origem artrópode dos cavalos, mulas, burros e zebras, causada por um vírus de ARN de cadeia dupla com o mesmo nome, o Vírus da Peste Equina (VSA). A doença é endémica na África subsariana (Tomori *et al.*, 1990).

A doença é fatal nos cavalos e pode infetar experimentalmente cães e camelos. No entanto, as zebras raramente desenvolvem sinais clínicos e pensa-se que são o hospedeiro reservatório natural em muitos países africanos. Foram notificadas infecções em camelos, mas parecem ser pouco frequentes e assintomáticas (CFSPH, 2006). Os cães são susceptíveis à infeção experimental com o VSA e podem morrer devido aos efeitos do vírus. A infeção em cães também ocorre rapidamente após a ingestão de carne de cavalo infetada. No entanto, esta espécie não desempenha um papel na propagação natural ou na manutenção do VSA (Van Rensburg et *al.,* 1981).

2.2 Etiologia

O AHSV é um membro do género *Orbivirus* da família Reoviridae e é comparável, em termos de morfologia e estrutura molecular, ao vírus da língua azul (que é considerado *o* vírus protótipo do género *Orbivirus).* O virião é uma partícula não envelopada com cerca de 70 g de diâmetro e é constituído por um capsídeo icosaédrico de duas camadas, composto por 32 capsómeros (Coetzer e Erasmus, 1994). O vírus é sensível aos ácidos, sobrevivendo entre pH 6,0 e 12,0. É inactivado por éter e 0,4% de B-propiolactona. É também relativamente resistente ao calor, sendo inactivado a 50°C após 3 horas e a 60°C em 15 minutos. É destruída por formalina a 0,1% após 48 horas. Em contrapartida, sobrevive a 37°C durante 37 dias (OIE, 2010).

Foram identificados nove serótipos antigenicamente distintos (Howell, 1962). Existe algum cruzamento antigénico entre os serótipos, tipicamente entre os tipos 1 e 2; 3 e 7; 5 e 8; e 6 e 9 do AHSV. No entanto, não há provas no terreno de que exista qualquer variação intratípica (Coetzer e Erasmus, 1994). Dos nove serótipos, os tipos 1-8 encontram-se tipicamente apenas em áreas restritas da África subsariana, enquanto o tipo 9 está mais disseminado e tem sido responsável por praticamente todas as epidemias fora de África. Os burros estão principalmente infectados com o serotipo 4 do AHSV (Hamblin *et al.*, 1998), bem como com o serotipo 6, que foi isolado de um caso clínico na Etiópia (Zeleke et *al.,* 2003).

2.3 Epidemiologia

2.3.1 Peste equina fora da África Subsariana

No período de 1959 a 1961, o AHSV 9 espalhou-se para fora de África para uma vasta região do Médio Oriente (Arábia Saudita, Síria, Líbano, Jordânia, Iraque, Turquia, Chipre, Irão), Afeganistão, Península Arábica, Paquistão, Índia e Iémen (Sailleau et *al.*, 2000; CFSPH, 2006). Foram também comunicados surtos de AHSV em Marrocos, Argélia, Tunísia, Espanha e Portugal (Mellor, 1993) e em muitas partes da Europa (Mellor e Wittmann, 2002). A distribuição da SHA em África é apresentada na figura 2.1.

2.3.2 Peste equina em África

A peste equina é endémica na África subsariana, como indicado na Figura 1. A doença está disseminada na África Austral e foi ocasionalmente observada no Norte de África (CFSPH, 2006).

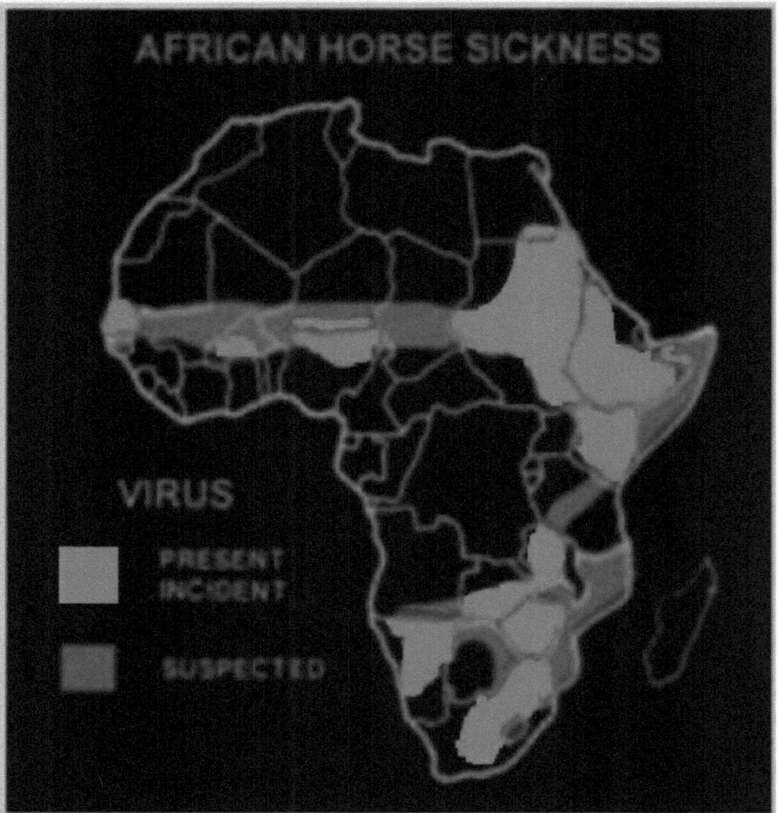

Figura 1: Mapa que mostra a distribuição da Peste Equina em África. Cortesia do CFSHP 2006

O vírus da peste equina tem sido amplamente estudado na África do Sul (Barnard, 1998). Tem-se registado um declínio no número de surtos de SSA, particularmente na parte sul da África do Sul. Esta tendência parece ter coincidido com a eliminação da zebra, através da caça, de quase todo o país. Na região nordeste da África do Sul, a seroconversão ao VSA ocorre em zebras em todos os meses do ano e praticamente todos os animais adultos têm anticorpos específicos para os nove serótipos do vírus (Mellor e Hamblin, 2004).

2.3.3 Peste equina no Quénia

A Peste Equina foi isolada no Quénia em cavalos (Davies *et al.*, 1993). A doença é endémica e de notificação obrigatória em cavalos no Quénia, mas não foi declarada presente em burros. Os veterinários observaram anteriormente sinais clínicos nos burros que eram sugestivos da doença, contrariamente à literatura publicada que indica que os burros são portadores assintomáticos da AHS (Hamblin et al., 1998). Não existe informação sobre o diagnóstico confirmatório da SSA em burros no Quénia.

2.4 Transmissão

2.4.1 Culicoides

Os Culicoides, os principais vectores biológicos do AHSV, são pequenos mosquitos que picam, com cerca de 13 mm de comprimento. *Culicoides imicola* é a principal espécie envolvida na transmissão do AHSV em África (Meiswinkel *et al.,* 1994; Venter e Meiswinkel, 1994; Bouayoune *et al.,* 1998; Meiswinkel, 1998). *Culicoides bolitinos* também foi implicado num surto de SHA (Meiswinkel e Paweska, 2002; Coetzer e Guthrie, 2004).

A transmissão da SHA por outros artrópodes foi considerada uma fonte menor de infeção. Os mosquitos podem ser potenciais vectores biológicos, enquanto as moscas que picam (ou seja, *Stomoxys* e *Tabanus)* podem potencialmente servir como vectores mecânicos (CFSPH, 2006). *Os Culicoides* reproduzem-se em solos húmidos e, em anos de chuvas intensas, a sua população pode aumentar mais de 200 vezes (Meiswinkel *et al.,* 1994). Os mosquitos também se reproduzem em matéria orgânica, como solo húmido ou excrementos de animais. Outros locais de reprodução incluem charcos, riachos, pântanos, turfeiras, praias, pântanos, buracos de árvores, fugas de tubos de irrigação, solo saturado, excrementos de animais, frutos em decomposição e outra vegetação (Mellor *et al.,* 2000). As fêmeas põem 100-200 ovos que se desenvolvem em larvas e pupas neste substrato. O ciclo de vida completa-se em 3-4 semanas (Meiswinkel *et al.,* 1994). Os insectos adultos podem viver até 90 dias, mas na maioria das vezes sobrevivem menos de 10-20 dias (Mellor et al., 2000).

As fêmeas alimentam-se de sangue (sem preferência de hospedeiro) para fornecer as proteínas necessárias ao desenvolvimento e à maturação dos ovos. É necessária uma refeição de sangue para cada lote de ovos. A espécie de *Culicoides* e a temperatura ambiente determinam a frequência da alimentação, que, por sua vez, influencia a taxa de desenvolvimento dos ovos. A frequência de alimentação aumenta com o aumento da temperatura ambiente, o que pode aumentar a taxa de infeção, uma vez que a transmissão do vírus pode ocorrer em cada alimentação (Wittmann e Baylis, 2000). Os animais mais susceptíveis são infectados entre o pôr do sol e o nascer do sol, pois é o período em que os mosquitos estão mais activos (Coetzer e Guthrie, 2004).

2.4.2 Factores que afectam a infecciosidade dos *Culicoides*

A taxa de virogénese no vetor é geralmente mais rápida a temperaturas mais elevadas. Este facto, para além da maior frequência de alimentação a temperaturas mais elevadas, aumenta a probabilidade de transmissão viral. A taxa de virogénese diminui à medida que a temperatura ambiente diminui. A virogénese cessa completamente a baixas temperaturas, embora o tempo de vida do vetor possa ser prolongado nestas condições. A replicação do vírus não parece ocorrer abaixo dos 15°C, uma vez que, a temperaturas inferiores, a taxa de infeção cai rapidamente para zero (Wellby et *al.*, 1996). Por conseguinte, nas regiões temperadas, a transmissão do vírus AHSV só pode ser possível durante os períodos mais quentes do ano, enquanto nos períodos mais frios, mesmo que o vírus fosse introduzido no ambiente, a transmissão seria praticamente impossível (Sellers e Mellor, 1993). Isto explica a sazonalidade da ocorrência da doença, que é influenciada por condições que favorecem a reprodução do vetor.

O efeito do aumento da humidade na população de *Culicoides* também foi estudado em anos com precipitação acima da média. Foi demonstrado que *o* número de *Culicoides* aumenta 200 vezes em comparação com a população durante as estações secas. Foi demonstrado que a irrigação mantém números elevados de *C. imicola* durante a estação seca (Meiswinkel, 1998). Além disso, na África do Sul, as grandes epidemias de SHA ocorrem de 10 em 10-15 anos durante o fenómeno *El Nino* e Baylis *et al.* (1999) sugeriram uma forte ligação entre o momento destas epidemias e a combinação de chuvas fortes e calor. Uma humidade relativa elevada também tem o efeito de estimular a atividade *dos Culicoides* (Mellor *et al.,* 2000).

Para além da temperatura e da humidade, a velocidade do vento também tem um efeito profundo na atividade dos *Culicoides.* A atividade é quase completamente inibida a velocidades superiores a 3 metros por segundo. Normalmente, na ausência de velocidades elevadas do vento, os mosquitos só podem dispersar-se a alguns quilómetros do seu local de reprodução. No entanto, as velocidades elevadas do vento ajudam à dispersão dos vectores e, com velocidades de 10-40 km/h, podem ser transportados até distâncias de 700 km (Sellers e Mellor, 1993).

2.4.3 Factores de risco para a peste equina em burros no Quénia

Não existem dados disponíveis sobre os factores de risco da SSA nos burros no Quénia. No entanto, uma comunicação pessoal do KENDAT sugere que os factores de risco são aqueles associados ao aumento do número de vectores. Estes são os locais de reprodução dos vectores como poças, riachos de água, pântanos, fugas nos canos de irrigação, solo saturado, excrementos de animais e fruta podre e outra vegetação. As práticas de maneio dos burros, como o pastoreio de burros perto destes locais de reprodução, também constituem um fator de risco potencial.

Outros factores de risco considerados foram os factores animais como a presença de doenças existentes e a co-infeção com outros parasitas como os vermes filaróides. Pensou-se que estes factores contribuíam para uma má condição corporal que aumentava a probabilidade de um burro ser infetado com o AHSV e desenvolver a doença clínica.

2.5 Patogénese

O AHSV multiplica-se inicialmente nos gânglios linfáticos regionais e dissemina-se pelo corpo através do sangue (viremia primária). A infeção subsequente de órgãos e células-alvo, nomeadamente os pulmões, o baço e outros tecidos linfóides, bem como de certas células endoteliais, ocorre depois (Mellor e Hamblin, 2004). Na sequência da multiplicação do vírus nestes tecidos e órgãos, surge uma viremia secundária. Esta tem uma duração variável e os títulos dependem de uma série de factores, incluindo as espécies hospedeiras. Em cavalos, por exemplo, foi registada uma concentração de títulos até 10^5 $TCID_{50}$ /ml (Dose Infecciosa de Cultura de Tecidos) de vírus/ml. Nos burros e nas zebras, os níveis de viremia são mais baixos (<10 $TCID_{50}$ /ml) (Coetzer e Erasmus, 1994; Hamblin *et al.,* 1998), o que pode explicar a menor suscetibilidade destes animais.

2.6 Sinais clínicos

O AHSV pode causar quatro formas de doença, nomeadamente a forma pulmonar, a forma cardíaca, a forma mista e a febre da peste equina (Erasmus, 1973). O burro africano e a zebra só apresentam a febre da peste equina, que é invariavelmente uma forma ligeira da doença, geralmente envolvendo apenas febre ligeira a moderada e edema das fossas supra-orbitais. Não há mortalidade (Coetzer e Erasmus, 1994).

2.7 Diagnóstico

Os sinais clínicos e as lesões nos burros afectados pelo VSA em áreas endémicas podem ser suficientes para o diagnóstico clínico. No entanto, a AHS deve ser confirmada pelo isolamento do vírus e identificação dos antigénios e anticorpos do AHSV usando técnicas serológicas (Mellor e Hamblin, 2004).

2.7.1 Isolamento do vírus

O vírus pode ser isolado a partir de sangue total colhido em anticoagulante (de preferência EDTA) durante a fase febril da infeção (Hazrati *et al.,* 1972). O AHSV também pode ser isolado por inoculação em ovos embrionados ou em culturas celulares, como as células de rim de hamster bebé (BHK-21), células estáveis de macaco (MS) e células de rim de macaco verde africano (Vero) (CFSPH, 2006).

2.7.2 Identificação do antigénio

Os ensaios de imunoabsorção enzimática (ELISA) e a neutralização do vírus podem detetar os antigénios do AHSV. Uma técnica de reação em cadeia da polimerase com transcrição reversa (RT-PCR) pode também detetar o ARN viral (OIE, 2002). Um ensaio de RT-PCR específico do tipo recentemente desenvolvido é útil para a serotipagem rápida (Sailleau et *al.,* 2000).

Numa infeção experimental de burros com um serótipo 4 virulento (AHSV4), estes desenvolveram uma viremia que persistiu durante pelo menos 12 dias. Isto ocorreu com um título comparativamente mais baixo do que o registado em póneis infectados de forma semelhante. Os antigénios do vírus estavam ausentes em todas as amostras colhidas aos 14 e 19 dias após a inoculação, sugerindo que, embora susceptíveis à infeção, é pouco provável que os burros sejam *um* reservatório a longo prazo para o AHSV (Hamblin et *al.,* 1998).

2.7.3 Identificação de anticorpos

Testes serológicos que incluem ELISAs, teste de fixação de complemento e immunoblotting têm sido usados na deteção de anticorpos contra o AHSV (Mellor e Hamblin, 2004). No método ELISA, por exemplo, utiliza-se um antigénio conhecido para detetar anticorpos circulantes nas amostras de soro dos burros. Os testes serológicos demonstram a existência de anticorpos contra o AHS durante 1 a 4 anos após a infeção em burros. Não foram efectuados estudos semelhantes em burros.

2.8 Diagnóstico diferencial

A Peste Equina deve ser diferenciada de: vírus da encefalose equina (VEE) (as duas doenças são transmitidas por *Culicoides* e ambas têm como sinais clínicos o inchaço das pálpebras e das fossas supra-orbitais); arterite viral equina (AVE) devido aos sinais de dificuldade respiratória, tosse e corrimento nasal; púrpura hemorrágica que apresenta hemorragias petequiais nas membranas mucosas da conjuntiva assim como edema; e babesiose equina (pode manifestar edema subcutâneo semelhante na cabeça e nas pálpebras dos burros) (Mellor e Hamblin, 2004).

2.9 Tratamento

Não existe um tratamento específico para os animais que sofrem de SHA, para além do repouso e de uma boa criação. As infecções complicadas e secundárias deveriam ser tratadas adequadamente com antibióticos durante o período de recuperação (Mellor e Hamblin, 2004).

2.10 Controlo

O controlo da doença envolve principalmente a vacinação utilizando vacinas vivas atenuadas (monovalentes, vacinas bivalentes testadas no CVRL no Dubai e vacinas vivas polivalentes disponíveis na fábrica de vacinas de Onderstepoort na África do Sul) em cavalos, mulas e burros. Um regime de vacina monovalente inactivada é melhor depois de o vírus ter sido tipado. Novas vacinas, incluindo uma vacina de subunidade, foram avaliadas experimentalmente (OIE, 2010). Outros métodos de controlo incluem o controlo dos vectores através da destruição dos habitats dos insectos vectores com insecticidas e a introdução de restrições à circulação de animais para evitar que os animais infectados iniciem novos focos de infeção. Os burros também devem ser estabulados em alojamentos à prova de insectos desde o anoitecer até ao amanhecer, o período em que *os Culicoides* estão mais activos (Direção de Produção e Saúde Animal, 1999).

CAPÍTULO 3
MATERIAIS E MÉTODOS

3.1 Descrição da zona de estudo

O estudo foi levado a cabo nas divisões de Lari e Limuru do Distrito Oeste de Kiambu da Província Central, Quénia.

As divisões de estudo foram selecionadas propositadamente devido à presença de ONG's com projectos de bem-estar dos burros.

O distrito cobre uma área de 1086 km, com as divisões de Lari e Limuru cobrindo áreas de 565 Km e 291 Km respetivamente. Faz fronteira com a cidade de Nairobi e com o distrito de Kajiado a Sul, com o distrito de Nakuru a Noroeste e com o distrito de Thika a Este (Figura 2).

Situa-se entre as latitudes 0° 75' e 1° 20' a sul do equador e as longitudes 36° e 36°5' a leste. A Divisão de Lari é administrada através de 9 localidades e 23 sublocações, enquanto a Divisão de Limuru tem 5 localidades e 19 sublocações (Figura 3).

A população estimada de burros nas duas divisões é de 11,640 em Lari e 8,800 burros em Limuru (KENDAT, 2009).

O número médio de pessoas por agregado familiar na área é estimado em 3,9 pessoas que vivem num tamanho médio de terra de 0,7 hectares (CBS, 2005). A principal atividade económica é a agricultura que, no entanto, é limitada pelas pequenas propriedades de terra.

O padrão de precipitação na região é bimodal, variando de 750 mm a 1300 mm por ano. As chuvas longas ocorrem entre abril e maio, seguidas de uma estação fria durante julho e agosto, e as chuvas curtas entre outubro e novembro. A distribuição da precipitação é fiável e tem influenciado largamente as actividades agrícolas na área. As temperaturas variam entre uma média de 20,4°C em março/abril e 12,5°C em julho/agosto na zona de planalto.

A divisão de Lari tem duas florestas, nomeadamente Kiriita e Kinale (Jaetzold e Schmidt, 1983).

Existem também numerosos cursos de água sazonais na região. A Divisão de Limuru tem algumas áreas com solos mal drenados, por exemplo, o pântano de Manguo onde os burros são frequentemente deixados a pastar.

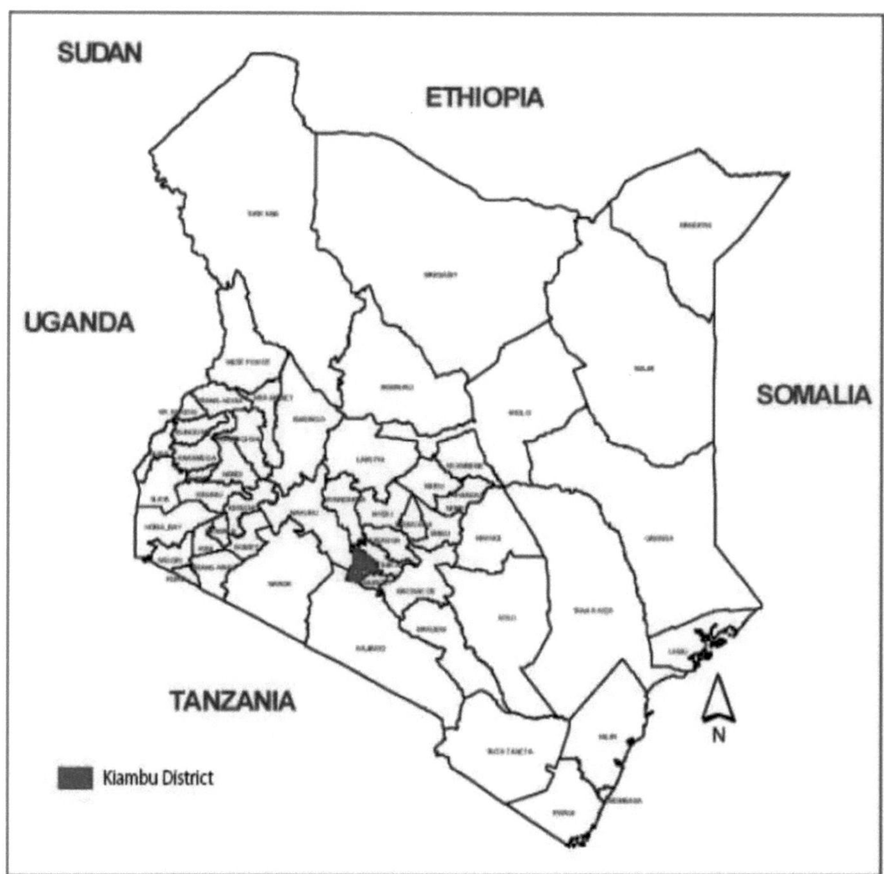

Figura 2: Um mapa do Quénia que mostra a localização do distrito de Kiambu West

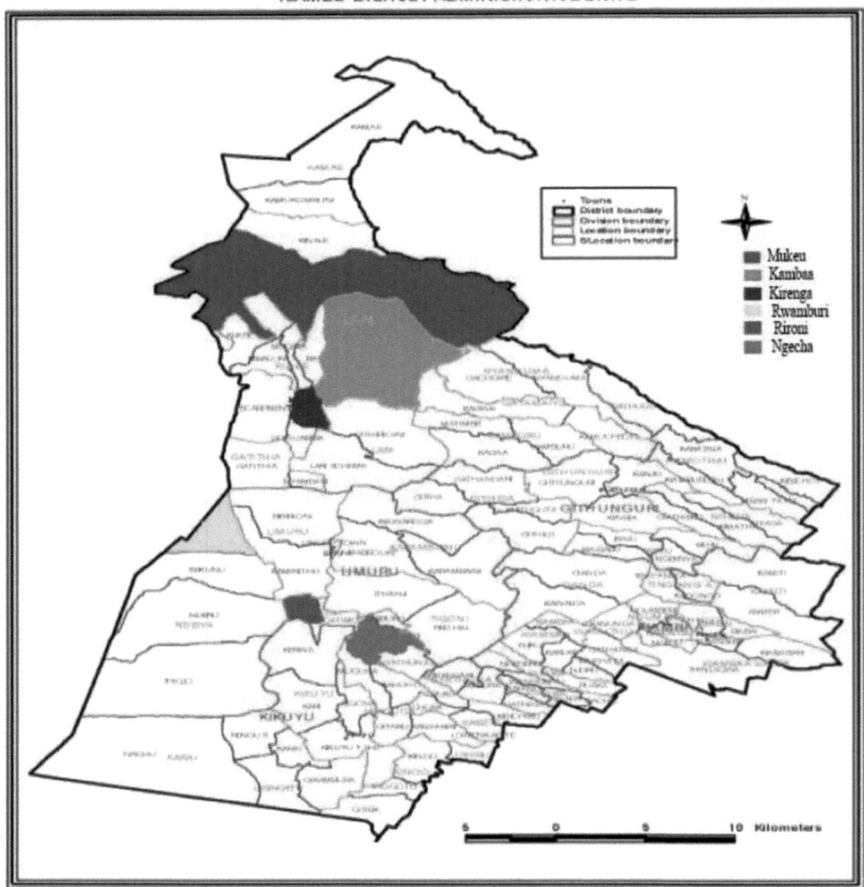

Figura 3: Um mapa do distrito de Kiambu West mostrando as sublocações do estudo

3.2 Amostragem e determinação da dimensão da amostra

A população de interesse eram todos os agregados familiares nas divisões de Limuru e Lari, uma vez que eram a unidade básica de interesse para o estudo da população de burros.

Para a sero-vigilância da AHS, a unidade de interesse era a sub-localização. Por causa da necessidade de ter uma ampla distribuição geográfica, as sub-localizações do estudo foram selecionadas por amostragem aleatória estratificada, com três sub-localizações em cada uma das duas divisões selecionadas.

Uma lista de agregados familiares com burros em cada sub-localidade do estudo foi gerada com a ajuda dos chefes e administradores locais. Os agregados familiares foram então reordenados por seleção aleatória e visitados por ordem até se atingir o número necessário de burros a serem amostrados. Assumindo uma prevalência de 50% para a SSA, o número de burros a serem amostrados para serovigilância foi calculado de acordo com Martin *et al.* (1987):

$$n = \frac{Z_{\alpha}^{2}pq}{L^{2}}$$

Onde, n = o tamanho da amostra requerida, Z_a =1.96, o desvio normal padrão ao nível de 5% de significância, p = a prevalência estimada, q=l-p, e L = a precisão da estimativa. Fixando p=0.5, e L a 5%, o tamanho da amostra requerido foi de 384 burros.

3.3Planificação do estudo

A equipa de investigação visitou o Comissário Distrital baseado na cidade de Limuru para o notificar do estudo e solicitar o acesso a mapas que mostram as localizações e sub-localizações dentro das duas divisões. Os District Veterinary Officers (DVOs) e os médicos veterinários privados foram também informados do estudo proposto. O trabalho de campo foi organizado em consulta com representantes da Rede do Quénia para a Disseminação de Tecnologias Agrícolas (KENDAT), uma Organização Não Governamental (ONG) que fornece serviços de saúde e bem-estar aos burros na área de estudo. O Santuário de Burros, por outro lado, fornece serviços de saúde e bem-estar aos burros na vizinha Divisão Kikuyu.

Os chefes da área e os seus assistentes foram envolvidos para mobilizar os proprietários de burros e fornecer o número de agregados familiares com burros. Os chefes ajudaram a identificar os homens que iriam dirigir a equipa de estudo para as casas selecionadas. Os objectivos do estudo foram explicados e pediu-se permissão para sangrar os burros.

3.4 Recolha de dados

3.4.1 Período de amostragem

A amostragem dos burros ao nível da herdade para a sero-vigilância da SSA foi feita durante a estação das chuvas (maio e junho de 2010) e durante a estação seca (agosto e setembro de 2010). Esta estratégia de amostragem foi adoptada porque se suspeitava que a população de vectores (Cu/zcozdes) seria diferente nas duas estações.

3.4.2 Colheita de amostras de sangue de burros

Antes da amostragem, foi efectuado um exame físico dos burros. O estado do corpo foi classificado numa escala de 1 a 5; 1 sendo mau estado, 3 sendo bom estado, e 5 obeso. A idade de cada burro foi estimada usando o método da dentição (David, 2002). Os burros foram imobilizados manualmente e o sangue foi colhido por venopunção da veia jugular, usando agulhas venoject de calibre 18. O sangue foi colhido em tubos vacutainer de 10 ml sem anti-coagulante. As amostras de sangue foram colocadas numa caixa frigorífica, transportadas para o laboratório e armazenadas à temperatura ambiente (20-24°C) durante uma noite para a separação do soro. O sangue coagulado foi então centrifugado a 3000 rotações por minuto durante 5 minutos, após o que o soro foi colhido com pipetas descartáveis e armazenado em frascos criogénicos de 10 ml a -20°C até à realização de testes laboratoriais.

3.4.3 Inquérito por questionário

Um questionário, apresentado no Apêndice 1, foi elaborado para determinar o nível de conhecimento dos proprietários de burros sobre a SSA, assim como os factores de risco associados.

Um modelo de folha de registo apresentado no Apêndice 2 foi usado para descrever a apresentação dos casos clínicos. O questionário foi administrado através de entrevistas pessoais a 146 respondentes proprietários de burros. Os dados recolhidos incluíam a localização e sub-localização dos respondentes, informação pessoal (sexo, idade e educação), regime de estabulação dos burros, o uso dos burros, estratégias de controlo da doença, assim como a presença ou ausência de locais de reprodução dos vectores da SSA.

3.5 Análises laboratoriais

3.5.1 Deteção de anticorpos circulantes

O ensaio de imunoabsorção enzimática (ELISA) com anticorpos competitivos foi efectuado com um kit da CVRL (Central Veterinary Research Laboratories, Dubai), utilizando o método previamente descrito por Hamblin et al. (1990). O kit utilizado no presente estudo não era específico para nenhum dos vários serótipos da SHA.

Os anticorpos circulantes foram detectados utilizando um antigénio derivado de cultura de células AHSV 4. As placas de poços em U flexíveis (Dynex Technologies. Cat No: 2101) foram revestidas com 50 pl (Microlitro) de antigénio diluído com tampão de revestimento (Bicarbonato de Carbonato a pH 9,6) numa proporção de 1:80 (Antigénio: tampão de revestimento) e incubadas durante a noite entre +1°C e +8°C.

As placas foram lavadas 3-5 vezes com solução salina tamponada com fosfato de Dulbecco a 0,9% (p/v), com pH 7,2-7,6, suplementada com solução de lavagem com 0,05% (p/v) de Tween 20 (PBST). Seguiu-se a adição de 40 pl de tampão de bloqueio em todos os alvéolos de ensaio (1B-10H) e nos alvéolos de controlo negativo (12A-12B). Foram adicionados 50 micro litros de tampão de bloqueio aos alvéolos de controlo da cobaia (12E-12H) e 100 pl aos alvéolos de controlo do conjugado (12C-12D). Para os alvéolos de controlo positivo, foram adicionados 50 pl do controlo positivo aos alvéolos 11A-G e 80 pl ao alvéolo 11H. A figura 4 mostra o aspeto das placas ELISA.

Operador.................................

Não correr ....

Data ....

1	*2*	*3*	*4*	*5*	*6*	*7*	*8*	*9*	*1*	*1*	*1*
A	*A*	*A*	*A*	*A*	*A*	*A*	*A*	*A*	*0A*	*1A*	*2A*
1	2	3	4	5	6	7	8	9	1	1	1
B	B	B	B	B	B	B	B	B	0B	1B	2B
1	2	3	4	5	6	7	8	9	1	1	1
C	C	C	C	C	C	C	C	C	0C	1C	2C
1	2	3	4	5	6	7	8	9	1	1	1
D	D	D	D	D	D	D	D	D	0D	1D	2D
1	2	3	4	5	6	7	8	9	1	1	1
E	E	E	E	E	E	E	E	E	0E	1E	2E
1	2	3	4	5	6	7	8	9	1	1	1
F	F	F	F	F	F	F	F	F	0F	1F	2F
1	2	3	4	5	6	7	8	9	1	1	1
G	G	G	G	G	G	G	G	G	0G	1G	2G
1	2	3	4	5	6	7	8	9	1	1	1
H	H	H	H	H	H	H	H	H	0H	1H	2H

Figura 4: Folha de registo da amostra com a disposição da placa ELISA.

Em seguida, adicionaram-se 10 microlitros das amostras de ensaio em alvéolos duplicados das colunas 1-10. Foi também adicionado um volume igual de soro de controlo negativo aos alvéolos de controlo negativo. Foram então adicionados 20 microlitros de soro de controlo positivo ao alvéolo 11H, misturados cuidadosamente por pipetagem para cima e para baixo pelo menos 4 vezes, de modo a obter um volume de 100 µl e uma diluição de 1:5. Os restantes 7 alvéolos desta coluna do controlo positivo foram duplamente diluídos, retirando 50 pl do alvéolo 11H e distribuindo-os no alvéolo 11G para obter uma diluição de 1:10, depois no alvéolo 1 IF (diluição de 1:20) até uma diluição de 1:640 no alvéolo 11A. Rejeitar os últimos 50 pl do alvéolo 11A, de modo a que todos os alvéolos da coluna 11 contenham 50 µl do controlo positivo.

Foram então adicionados 50 micro-litros do antissoro imune de cobaia a todos os poços, exceto aos dois poços de controlo do conjugado (12C e 12D) e aos poços em branco (1A e IB), de modo a que cada poço contivesse um volume de 100 µl. A placa ELISA foi então tapada e incubada durante 90 minutos a 37°C. As placas foram então lavadas 3-5 vezes com o PBST preparado.

Foram adicionados 50 micro litros de conjugado enzimático HRP (peroxidase de hidrogénio) anti-porco-da-índia de coelho a cada alvéolo, exceto aos alvéolos em branco, a uma diluição de 1:1000 em tampão de bloqueio. As placas foram incubadas durante 90 minutos a 7°C e lavadas 3-5 vezes com PBST.

O cromogénio, dicloridrato de o-fenilenodiamina (OPD), foi preparado dissolvendo um comprimido de 4 g em 9,384 ml de água destilada estéril e adicionando 16,6 µl de peróxido de hidrogénio. Foram adicionados 50 micro litros desta solução de OPD a todos os poços e a placa foi colocada numa área escura durante 10 minutos à temperatura ambiente. Esta reação foi interrompida pela adição de 50 µl de ácido sulfúrico IM a todos os poços.

A absorvância por alvéolo foi lida a 492 nm de comprimento de onda num leitor ELISA (Mindray MR-96 A Microplate reader, Reino Unido). A densidade ótica (DO) dos alvéolos de controlo da cobaia foi avaliada e, se os valores se situassem entre 0,4 e 1,4, a placa era aceite. Estes valores foram utilizados para calcular a percentagem de inibição (PI), que constituía o segundo nível de aceitação dos resultados da placa. A DO média dos controlos de cobaia foi obtida excluindo os valores de DO mais elevados e mais baixos da placa e obtendo a média dos dois valores intermédios.

A percentagem de inibição foi calculada utilizando a fórmula:

$$\text{Percentage Inhibition (PI)} = 100 - \frac{\text{OD of each test control value}}{\text{Mean OD of Guinea pig control}} \times 100$$

Os valores de PI foram aceites se estivessem dentro dos intervalos indicados para o seguinte. Controlo do conjugado (>95); Controlo da cobaia (+20 a -20); Controlo positivo (ponto final >50); e Controlo negativo (+25 a -25); para além de a gama de valores de DO do controlo do anticorpo da cobaia ser >0,4 a <1,4.

Para os soros de ensaio, o limiar de diagnóstico foi de 50% de inibição (50%PI), sendo considerado positivo qualquer valor de PI superior ou igual a 50%. Para que os soros de ensaio individuais em alvéolos duplicados fossem aceites, ambos os valores de PI da réplica tinham de ser superiores (positivos) ou inferiores (negativos) ao limiar de 50%. Os soros de ensaio foram novamente testados se os valores PI da réplica se situassem em ambos os lados do PI de 50%.

3.6 Tratamento e análise de dados

3.6.1 Estimativa da seroprevalência da peste equina

Os dados foram introduzidos em folhas de cálculo do Microsoft Excel (Microsoft Corporation), versão 2007. As estimativas da prevalência da SSA nos burros foram calculadas como proporções simples para ambas as divisões e para a área de estudo em geral, dividindo o número de amostras seropositivas pelo número total de amostras testadas.

3.6.2 Análise dos factores de risco para os testes positivos à peste equina

Os dados sobre os potenciais factores de risco para a SSA foram introduzidos em folhas de cálculo do Microsoft Excel (Microsoft Corporation) e depois exportados para o Stata^R versão 11 para gerar estatísticas descritivas. Além disso, foi aplicado um modelo misto para ajustar os efeitos de agrupamento dentro das propriedades, bem como para controlar as variáveis de confusão. A eventual variação do desfecho (resultado do teste da SAH) seria devida aos efeitos aleatórios (domicílios), bem como a variação devida aos efeitos fixos, ou seja, os potenciais fatores de risco. A estrutura dos dados foi multinível (hierárquica), como mostra a Figura 5.

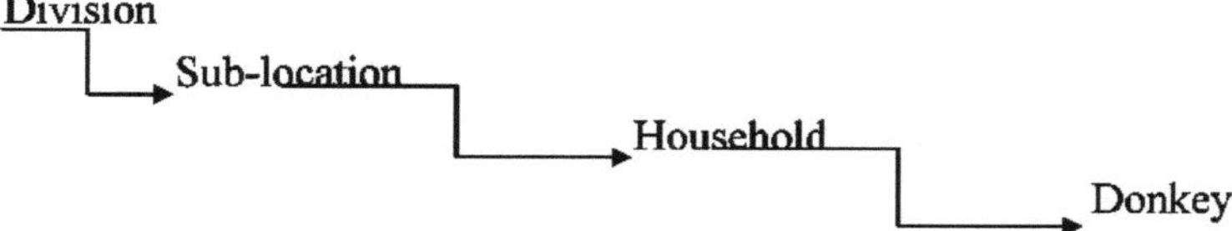

Figura 5: Uma estrutura de dados multinível (hierárquica) adoptada para a análise de dados.

A divisão e a sub-localização foram controladas e foi efectuada uma análise univariada e os correspondentes testes de razão de verosimilhança para obter as probabilidades das variáveis individuais. As associações foram consideradas significativas a um valor de P de 0,2.

Na fase de análise multivariada, procedeu-se ao ajuste direto de um modelo logístico, utilizando as variáveis que foram consideradas estatisticamente significativas na explicação do resultado da análise univariada, tendo sido retidas no modelo final as variáveis com um valor de P igual ou inferior a 0,05. O ICC (Intra-cluster Correlation - correlação intra-cluster) foi avaliado em cada fase da análise. A magnitude do efeito do agrupamento na variância (estimativa) depende da dimensão dos agrupamentos e da Correlação Intra-Agrupamento (ICC), que é a correlação entre observações dentro do mesmo agregado familiar. Uma CCI baixa significa que a maior parte da variação se situa dentro dos grupos (logo, pouco agrupamento), enquanto uma CCI elevada significa que a variação dentro de um grupo é pequena relativamente à variação entre grupos (Dohoo et *al.,* 2003).

O teste do rácio de verosimilhança, neste caso, foi utilizado para avaliar o modelo hierárquico, comparando um modelo com a variável de interesse com um modelo sem a variável de interesse. Este teste tem uma distribuição χ^2 e foi utilizado para chegar ao modelo mais adequado, testando a hipótese nula de que o coeficiente estimado da variável de interesse é igual a zero (P>0,2) e, por conseguinte, não tem qualquer efeito sobre o resultado (Dohoo et al., 2003).

A equação de regressão logística com efeitos aleatórios foi a seguinte

$$\textbf{Logit}(p_i) = \beta_0 + \beta_1 x_{1i} + \beta_2 x_{2i} \ldots\ldots \beta_k x_{ki} + u_{household\,(i)},$$

onde Logit(pi) é a transformada logit, βo é a interceção, β_1 e β_2 representam os coeficientes de regressão associados aos efeitos fixos x_1 e x_2 variáveis independentes para o burro i (factores de risco sugeridos), e $u_{\text{household (i)}}$ representa o efeito aleatório do agregado familiar (que contém o burro i).

3.6.3 Importância dos factores de risco da Peste Equina na população de burros

A importância dos factores de risco na população de burros foi estimada usando a fração atribuível à população (PAF) de acordo com o método descrito em Dohoo et *al.* (2003):

PAF = Prevalência + PAR (Taxa Atribuível à População)

3.6.4 Nível de concordância

Foi examinado o nível de concordância entre o Competitive antibody-ELISA e os métodos de diagnóstico clínico habitualmente praticados. Para o efeito, foi utilizada a estatística Kappa para o procedimento de concordância, que testa a concordância entre dois testes de diagnóstico (Dohoo et al., 2003).

CAPÍTULO 4

RESULTADOS

4.1 Área de estudo

O número de burros amostrados em cada uma das seis sub-localizações na área de estudo é apresentado no Quadro 1.

Quadro 1: Número de burros amostrados por sub-localização nas Divisões de Lari e Limuru, 2010.

Division	Sub-locations sampled	Number of donkeys sampled in May/ June	Number of donkeys sampled in August/ September
Lari	Kirenga	37	37
	Mukeu	32	32
	Kambaa	30*	30*
Limuru	Rwamburi	35	35
	Ngecha	33	33
	Rironi	32	32
Total	6	199	199

indica que os burros foram objeto de uma nova amostragem.

4.2 Dimensão estimada da amostra

O objetivo de 64 amostras por sub-localização foi atingido em cinco das seis sub-localizações. Este número foi excedido nalgumas sub-localizações, de modo a compensar o menor número de burros amostrados na sub-localização de Kambaa, onde 30 burros foram amostrados devido ao baixo número de burros na área, para além dos desafios de contenção e consentimento do proprietário. Estes 30 burros foram novamente amostrados durante a estação seca de modo a estabelecer qualquer mudança no seu estado de doença. Uma amostra aleatória diferente de burros foi sangrada nas outras 5 sub-localizações na segunda amostragem durante a estação seca.

4.3 Substituições e taxa de resposta

Três burros com mau temperamento foram substituídos porque não podiam ser seguramente contidos para a recolha de sangue. Também foram substituídos quatro burros cujos donos não viram o valor do estudo e por isso recusaram-se a autorizar a recolha de amostras de sangue. A taxa de resposta ao questionário foi de 95,4% (146/153).

4.4 Dados do questionário

4.4.1 Informações gerais

Cem burros foram amostrados na Divisão de Limuru e 99 na Divisão de Lari em maio/junho, e repetidos em agosto/setembro de 2010 (Tabela 2). O número médio de burros por agregado familiar foi de 1.4 (199/146). A maioria (74.5%; 109/146) dos agregados familiares tinha um burro cada. Apenas 7.5% (11/146) dos agregados familiares inquiridos tinham três burros.

Tabela 2: Distribuição dos agregados familiares e burros amostrados pelas sub-localizações e divisões do estudo em maio/junho de 2010.

Division	Sublocation	Number of households sampled	Number of donkeys sampled	Average number of donkeys per household
Lari	Kambaa	21	30	1.4
	Kirenga	26	37	1.4
	Mukeu	22	32	1.4
Limuru	Ngecha	29	33	1.1
	Rironi	25	32	1.3
	Rwamburi	23	35	1.5
OVERALL		146	199	1.4

Foram encontrados mais burros machos (62.6% (125/199)) do que fêmeas (37.4% (74/199)) nos agregados familiares inquiridos. A média da pontuação da condição corporal foi de 2.6 (variando de 1 a 3.5). A sub-localização de Rironi tinha a maioria dos burros com uma pontuação baixa e a sub-localização de Rwamburi a melhor. A idade média dos burros era de 8.73 anos (variando de 1 a 30 anos).

4.4.2 Caraterísticas dos agregados familiares

Dos 146 inquiridos, 47,9% (70/146) eram da Divisão de Lari e 52,1% (76/146) da Divisão de Limuru, dos quais 78,1% (114/146) eram do sexo masculino e 21,9% (32/146) do sexo feminino. A proporção de inquiridos com o ensino primário era de 55,7% (81/146), com o ensino secundário era de 40,6% (59/146x100) e com o ensino superior era de 3,6% (6/146x100). A idade dos inquiridos foi agrupada em 3 categorias: 21,2% (31/146) encontravam-se no grupo etário ≤25 anos de idade; 52,7% (77/146) no grupo etário dos 26 aos 45 anos de idade; e 26,1% (38/146) com mais de 45 anos.

4.4.3 Ocorrência de doenças dos burros com base na perceção do proprietário

A helmintose foi classificada como a doença mais importante 58% (85/146) que afecta os burros na área de estudo. Outras doenças e condições listadas em ordem de importância foram as feridas 21% (30/146), ecto-parasitas 12% (18/146), pneumonia 6.3% (9/146) e babesiose 3.4 (4/146).

Uma pequena proporção de 21.9% (32/146) dos inquiridos conhecia a SSA. Muitos dos inquiridos que possuíam burros que tinham desenvolvido sinais clínicos e que anteriormente tinham recuperado ou morrido, pensavam que os burros tinham sido envenenados maliciosamente, que tinham sido mordidos por cobras ou que sofriam de pneumonia súbita. Os sinais relatados da doença, observados anteriormente nos seus burros, incluíam cabeça inchada e mucosa conjuctival congestionada 8.2% (16/199); enquanto vários declararam fraqueza corporal 9.5% (19/199). Estes sinais foram observados durante a estação das chuvas e imediatamente depois.

4.4.4 Local de reprodução do vetor

A Tabela 3 mostra a distribuição dos locais potenciais para a reprodução do vetor da SSA nos agregados familiares inquiridos. Os locais mais observados foram esterco acumulado (35,6%), lagoas (28,1%), cursos d'água (21,9%) e água parada (20,5%).

Quadro 3: Distribuição dos locais potenciais para a reprodução do vetor nos agregados familiares inquiridos nas divisões de Lari e Limuru, maio/junho de 2010.

Potential Vector breeding sites	Number of household observations made	Proportion (%) of the 146 Households surveyed
Ponds	41	28.1
Stagnant water	30	20.5
Stream of water	32	21.9
Leaking pipes	2	1.4
Accumulated dung	52	35.6
Rotting vegetation	4	2.7
Forest	23	15.8
Bush	31	21.2

Os burros foram amarrados na floresta onde havia alguma vegetação e matéria em decomposição do chão da floresta (Foto 1)

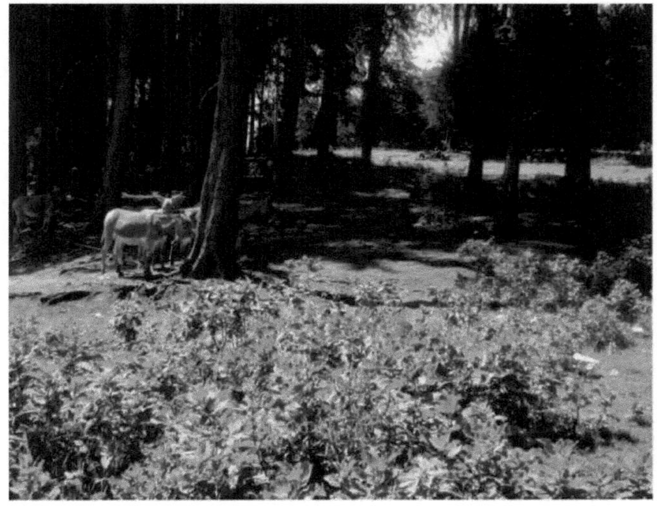

Foto 1: Burros amarrados na floresta, floresta de Kiriita da Divisão de Lari. junho de 2010.

Todos os agregados familiares inquiridos utilizavam a água da chuva para a agricultura, e mais quatro dessas explorações complementavam-na com irrigação durante as estações secas. Oitenta e três por cento (121/146) dos agregados familiares tinham solos que drenavam a água da chuva em menos de 3 dias.

4.4.5 Ocorrência vetorial

Cerca de 12% (17/146) dos agregados familiares inquiridos usaram acaricidas nas suas quintas para pulverizar o gado. Inquietação, bater com as patas, esfregar o corpo contra superfícies ásperas foram observados em 75.3% (150/199) dos burros pelos seus donos. Estes sinais foram atribuídos a moscas domésticas, mosquitos, moscas que picam, moscas da fruta, formigas, pulgas e outros insectos desconhecidos. As picadas de insectos humanos, na sua maioria mosquitos (84.8% (124/146)), aumentaram durante a estação das chuvas e imediatamente depois, em comparação com a estação seca.

4.4.6 Estado de controlo da doença

Trinta e cinco por cento (70/199) dos burros inquiridos foram desparasitados e vacinados contra o tétano mas não contra a SIDA. A vacinação contra o tétano e a desparasitação foram efectuadas por Assistentes de Saúde Animal em 79.2% (55/70) ou por cirurgiões veterinários em 20.8% (15/70). A desparasitação e a vacinação periódicas foram efectuadas de forma irregular, com base no horário de trabalho dos proprietários.

4.4.7 Propriedade, regime de estabulação e utilização dos burros

Quarenta e sete por cento (93/199) dos burros estavam alojados, 39.3% (78/199) estavam amarrados perto da herdade, 7.7% (15/199) estavam soltos dentro da herdade, 5.5% (11/199) estavam mantidos na floresta e apenas 0.9% (2/199) estavam amarrados perto de um charco.

Oitenta e sete por cento (173/199) dos burros eram criados para fins domésticos e 13.24% (26/199) para fins comerciais, especialmente na sub-localidade de Ngecha. A maior parte dos burros (61.6% (123/199)) foram adquiridos no mercado, 23.7% (47/199) dos vizinhos, e 14.6% (29/199) foram criados a partir dos seus próprios animais. Dos burros obtidos no mercado, o mercado de Limuru foi a fonte mais comum de aquisição, representando 50.4% (62/123), seguido por 39.3% (48/123) da área de Narok e 10.4% (13/123) do mercado de Nyandarua na altura do inquérito.

Oitenta e sete por cento (173/199) dos burros tinham ficado nas explorações na altura do estudo por mais de seis meses, 10% (20/199) entre três e seis meses e 3% (6/199) por menos de 3 meses.

4.4.8 Apresentação clínica da peste equina em burros

Durante o período de amostragem, foram observados três casos clínicos de suspeita de SHA na área de estudo. Os sinais clínicos observados incluíam febre de 39-40°C, pelo baço e áspero, inquietação, falta de apetite e fraqueza, salivação excessiva, dificuldade respiratória (respiração ruidosa com sons pulmonares ásperos, tosse e uma descarga sero-mucoide do nariz). Observou-se também congestão da mucosa conjuntival com edemas na conjuntiva palpebral, nas fossas supra-orbitais, nas bochechas, nos lábios e em toda a cabeça. Os casos clínicos são mostrados nas fotos 2 a 6.

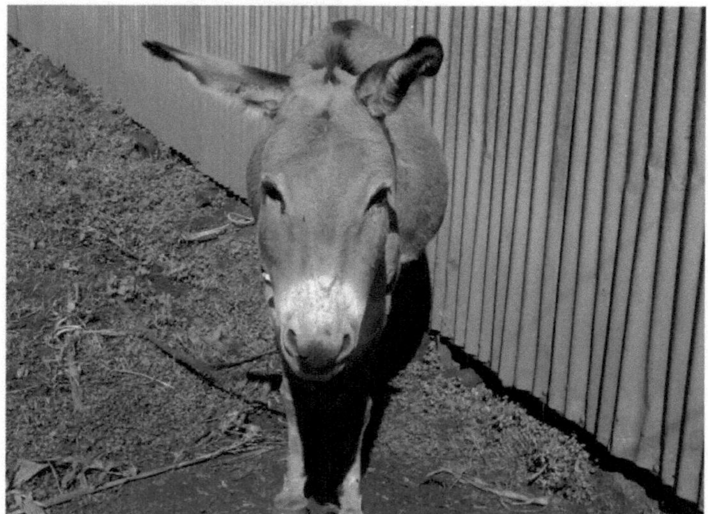

Foto 2: Burro com inchaço da face e da zona à volta da fossa supraorbital. Divisão de Limuru, 2010.

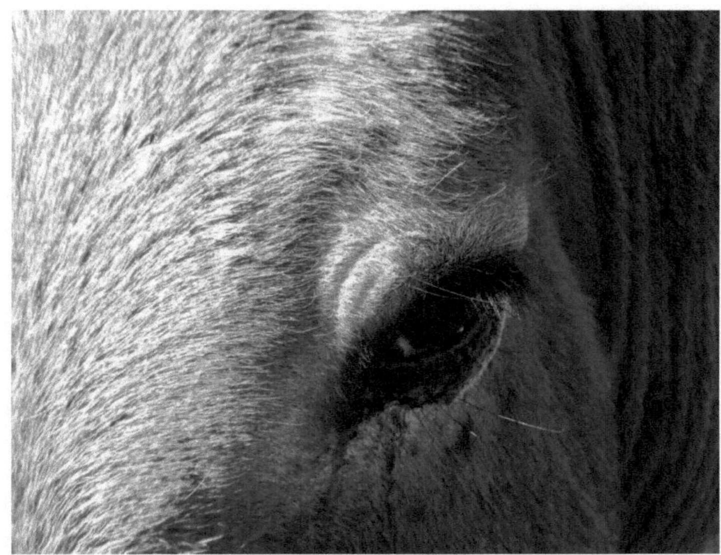

Foto 3: Vista de mais perto do burro da foto 2. Protrusão da terceira pálpebra

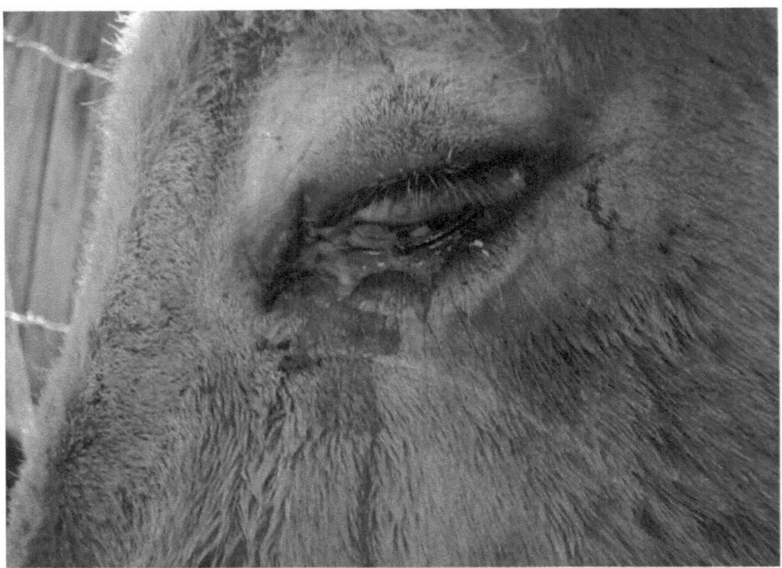

Foto 4: Burro com mucosas conjuctivais congestionadas e pálpebras edematosas com epífora. Divisão de Lari, 2010.

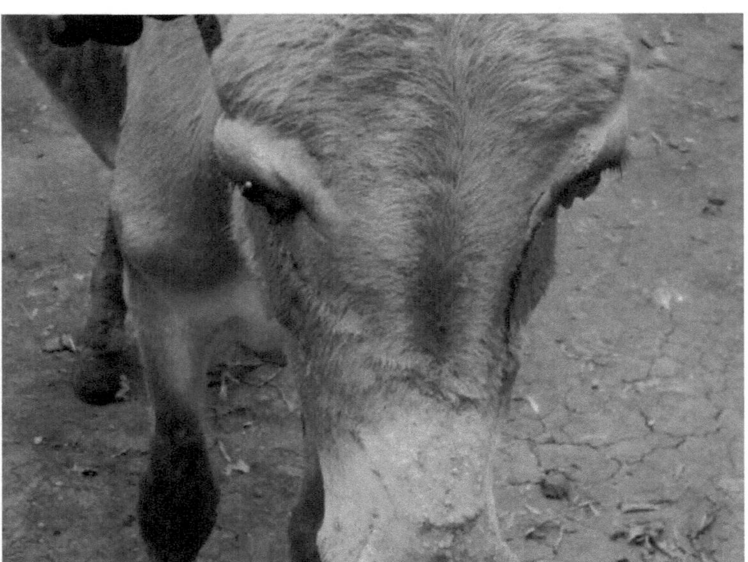

Foto 5: O burro da foto 4 com congestão grave e edema da mucosa conjuctival, lacrimejamento excessivo e fossa supraorbital inchada, Divisão Lari, 2010.

Uma vez que não é prescrito qualquer tratamento para a SHA, foi administrada uma terapêutica de suporte aos casos clínicos, que incluiu antibióticos de largo espetro à base de penicilina de ação prolongada, administrados por via subconjuntival e sistémica. Foram também administrados medicamentos anti-inflamatórios (gluco-corticóides) e anti-histamínicos para aliviar a pressão pulmonar, assim como multivitaminas e ferro. Os burros recuperaram e o inchaço diminuiu gradualmente durante os 3 a 8 dias seguintes.

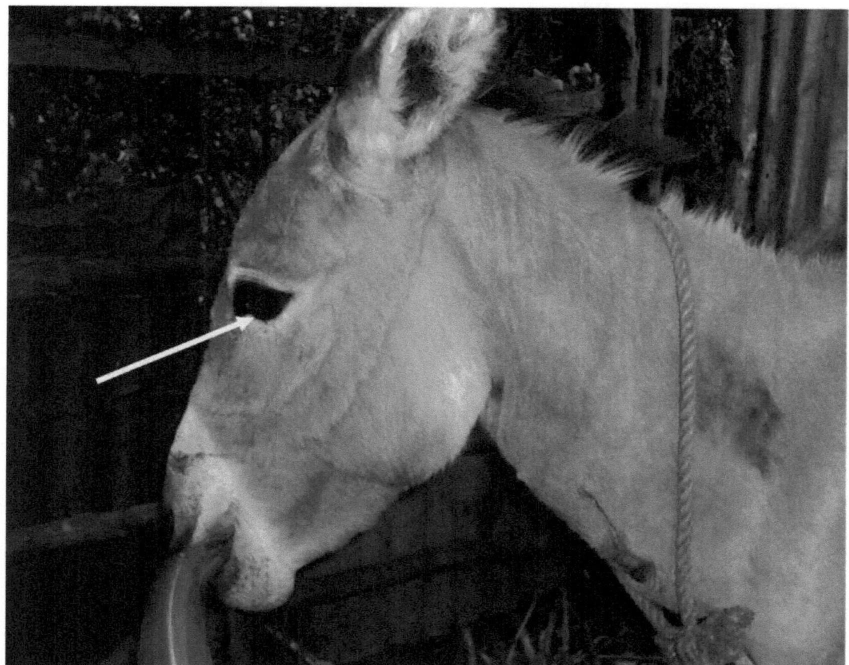

Foto 6: Seta que aponta para a opacidade da córnea num caso recuperado (mostrado nas fotos 4 e 5)

4.5 Prevalência da peste equina a partir de dados laboratoriais

O Quadro 4 apresenta as estimativas da seroprevalência da SSA em burros nas divisões e sub-localizações do Distrito Oeste de Kiambu. Setenta amostras tiveram um IP de 50% e acima e por isso foram consideradas positivas, convertendo-se numa seroprevalência de 35.2% (70/199), 95% CI (28.5, 41.8).

A seroprevalência mais elevada (60%) foi registada na sub-localização de Kambaa da Divisão de Lari, seguida da sub-localização de Rwamburi da Divisão de Limuru (54,3%). A menor seroprevalência (18,8%) registou-se na sub-localização de Mukeu da Divisão de Lari. Estas diferenças nas estimativas de prevalência não foram significativas.

Quadro 4: Distribuição das estimativas de seroprevalência da AHS por divisão e

sub-localização no distrito de Kiambu West, maio/junho de 2010.

	Sub-location	Number Tested	Number Positive	Proportion (%) positive	95% Confidence Interval (CI)
Lari Division	Kambaa	30	18	60	(40.0, 77.3)
	Mukeu	32	6	18.8	(7.2, 36.5)
	Kirenga	37	12	32.4	(18.0, 50.0)
Sub-total		99	36	36.4	(30.0, 46.6)
Limuru Division	Ngecha	33	8	24.2	(11.0, 42.3)
	Rironi	32	7	21.9	(9.3, 40.0)
	Rwamburi	35	19	54.3	(36.6, 71.2)
Sub-total		100	34	34	(24.8, 44.2)
TOTAL		199	70	35.2	(28.5, 41.8)

As estimativas de seroprevalência da AHS durante a estação seca de agosto/setembro são apresentadas no Quadro 5. A prevalência mais elevada foi observada na sub-localização de Ngecha (42,4%) e a mais baixa na sub-localização de Rwamburi (17,1%).

Quadro 5: Distribuição das estimativas de seroprevalência da AHS por divisão e sub-localização no distrito de Kiambu West, agosto/setembro de 2010.

	Sub-location	Number Tested	Number Positive	Proportion (%) positive	95% Confidence Interval (CI)
Lari Division	Kambaa	30	6	20	(7.7, 38.6)
	Mukeu	32	7	21.9	(9.3, 40.0)
	Kirenga	37	12	32.4	(18.0, 49.8)
Sub-total		99	25	25.3	(17.1, 35.0)

Limuru					(25.5, 60.8)
Division	Ngecha	33	14	42.4	
	Rironi	32	10	31.2	(16.1, 50.0)
	Rwamb				(6.5, 33.6)
	uri	35	6	17.1	
Sub-total		100	30	30	(21.2, 40.0)
TOTALS		199	55	27.6	(21.4, 33.9)

A prevalência global diminuiu de 35,2% (IC 95% 28,5, 41,8) na amostragem de maio/junho para 27,6% (IC 95% 21,4, 33,9) em agosto/setembro. No entanto, esta diferença na prevalência não foi significativa. Além disso, os IC 95% das duas divisões mostraram que as diferenças nas estimativas de prevalência não eram significativas. Houve também um decréscimo na prevalência da SSA nos burros das sub-localidades de Kambaa e Rwamburi nos dois períodos de amostragem. Houve, contudo, um aumento da prevalência em Rironi, Ngecha e Mukeu. A prevalência nos dois períodos de amostragem na sub-localização de Kirenga permaneceu a mesma.

4.6 Factores de risco avaliados e nível de concordância

4.6.1 Estimativa do efeito dos factores de risco avaliados na seroprevalência da SHA de acordo com o Ab-ELISA

De acordo com o modelo misto de análise aplicado aos dados devido ao efeito de agrupamento, vários factores de risco foram considerados e avaliados. Na análise univariada; a categoria de idade, o curso de água, a fonte do burro, o uso do burro e a habitação foram considerados estatisticamente significantes (Apêndice 3) e por isso foram incluídos na análise multivariada. A análise multivariada dos dados revelou que a categoria de idade (OR 2.3) e o curso de água (OR 2.1) foram os únicos estatisticamente significativos. Isto significa que os burros mais velhos (na categoria de idade 9-12 anos) e os que pastam perto de cursos de água têm duas vezes mais probabilidades de serem expostos ao AHSV. Estas duas variáveis foram incluídas no modelo final como variáveis explicativas significativas para a SSA nas divisões de Lari e Limuru (Apêndice 4).

A partir do Apêndice 5, o modelo final foi:-

$$\textbf{Logit}_{\text{AHS}} = \mathbf{-1.4+\ 0.66}_{Age\ category1i}\mathbf{-1.76}_{Water\ stream2i} + u_{household\ (i)},$$

Com um ICC de 0,7, o que significa que os dados foram altamente agrupados dentro dos agregados familiares.

4.6.2 Associação entre a peste equina e os factores de risco

A distribuição dos resultados do teste AHS Ab ELISA de acordo com os factores de risco identificados para a doença é mostrada no Quadro 6. A fração estimada atribuível à população (PAF) para a presença de um curso de água foi de 22%, indicando que 22% dos anticorpos AHS na população de burros do Distrito Oeste de Kiambu eram devidos aos burros que pastavam perto dos cursos de água. Assim, 22% dos reactores de anticorpos AHS seriam eliminados da população se os burros não pastassem perto dos cursos de água. Similarmente, as estimativas da PAF para burros com menos de 9 anos de idade e para os que têm mais de 12 anos de idade foram de 33% e 30%, respetivamente.

Tabela 6: Distribuição dos resultados do teste Ab ELISA da peste equina (AHS) por factores de risco da AHS na população de burros do Distrito Oeste de Kiambu, 2010.

Risk factor	Level	Ab ELISA +ve	Ab ELISA –ve	TOTAL
Water stream	Present	28	24	52
	Absent	28	66	94
Age category	9-12 years	41	40	81
	< 9 years	13	57	70
	>12 years	16	32	48

4.6.3 Nível de concordância entre o Ab-ELISA e o diagnóstico clínico

Houve uma fraca concordância (kappa, $k = 0.05$) entre os resultados do teste Ab-ELISA e os sinais clínicos de cabeça inchada e mucosa conjuctival congestionada, os testes clínicos de diagnóstico da AHS comummente usados nos burros (Apêndice 6). Todos os 3 casos clínicos de SHA tinham anticorpos detectáveis contra o vírus; por isso, a fraca concordância foi com os outros 67 casos positivos no teste Ab ELISA.

CAPÍTULO 5

DISCUSSÃO, CONCLUSÕES E RECOMENDAÇÕES

5.1 DISCUSSÃO

O presente estudo foi conduzido para estimar a prevalência da SSA em burros, o nível de conhecimento da comunidade, assim como para determinar os factores de risco associados à doença. Foi utilizado um teste Ab ELISA competitivo, com especificidade e sensibilidade de 96%, para detetar anticorpos contra a SHA em amostras de soro colhidas em burros. Os resultados demonstraram uma prevalência de 35,2% de SHA na população de burros nas duas divisões amostradas durante o período após fortes chuvas em maio-junho, e 27,6% na estação seca em agosto e setembro de 2010. Esta alta prevalência pode ser atribuída à exposição do AHSV aos burros nunca vacinados. A seropositividade da Peste Equina nos burros também foi observada em todas as seis sub-localizações estudadas. Isto pode indicar uma natureza endémica da doença na região do estudo.

Este estudo representa os primeiros relatos de SSA em burros documentados no Quénia. A elevada prevalência da SHA nesta região merece a atenção das partes interessadas da saúde animal e uma ação imediata para reduzir este nível.

A estimativa da seroprevalência da SSA nos burros neste estudo foi semelhante à da Etiópia, 38% (comunicação pessoal da CVRL). Isto pode ser devido às semelhanças nas condições climatéricas dos dois países. Uma prevalência mais alta (95.5%) foi registada na Gâmbia por Mattioli *et al.* (1992) em burros durante a estação das chuvas. Esta alta prevalência de anticorpos contra a AHS sugere um contacto contínuo com o vírus da AHS durante a estação das chuvas, uma vez que a infeção nos burros persiste apenas durante 14-19 dias (Hamblin et al., 1998). No entanto, não foram registados animais clinicamente doentes na Gâmbia; e não se sabe que tipo de doença clínica ocorreu, se é que ocorreu (Mattioli et *al.*, 1992).

As sub-localidades de Kambaa e Rwamburi tiveram os níveis mais altos de prevalência com 60% e 54.28% respetivamente durante a amostragem de maio/junho. Isto provavelmente pode ser atribuído à presença da floresta de Kiriita na área de Kambaa onde os burros eram levados para pastar e também para dormir durante a noite (devido ao tamanho pequeno das quintas), aumentando assim presumivelmente a taxa de transmissão de burro para burro. A sub-localização de Rwamburi também tinha numerosas áreas com solos mal drenados, onde havia água estagnada e onde se permitia que os burros pastassem, com um provável aumento do número de vectores e, consequentemente, da transmissão da doença. Para além disso, a maior parte dos proprietários tinham mais do que um burro devido ao grande uso de burros na área para transportar o leite para a fábrica de lacticínios, assim como para alimentar os animais na quinta, aumentando assim a taxa de transmissão dentro dos agregados familiares.

Os burros amostrados em Kambaa em maio/junho foram novamente amostrados em agosto/setembro e a prevalência caiu significativamente de 60% para 20%. Esta descoberta pode indicar que os burros foram expostos ao AHSV muito antes do estudo e por isso a prevalência estimada durante o segundo período foi um reflexo da diminuição da imunidade. Devem ser efectuados mais estudos para determinar a duração em que os anticorpos do AHSV permanecem presentes nos burros. A queda geral na prevalência da AHS nos burros durante a estação seca pode ser atribuída à diminuição do número de vectores, devido às condições que não favorecem a reprodução do vetor. O aumento da prevalência nalgumas sub-localizações (Mukeu, Ngecha e Rironi), foi provavelmente devido à exposição contínua ao AHSV. Este aumento da prevalência não foi, contudo, significativo.

O baixo nível de conhecimento da SSA entre os membros do agregado familiar pode ser atribuído à falta de disseminação prévia de informação sobre a doença. Muitos dos inquiridos que possuíam burros que tinham desenvolvido sinais clínicos e que anteriormente tinham recuperado ou morrido, pensavam que os burros tinham sido envenenados maliciosamente, que tinham sido mordidos por cobras ou que sofriam de pneumonia súbita. Em retrospetiva, as apresentações clínicas relatadas sugerem uma provável SSA nos agregados familiares estudados. A razão pela qual a doença não é frequentemente notificada pode ser devido aos baixos níveis de consciencialização do público sobre a sua extensão e os impactos negativos que tem no uso dos burros.

A maioria dos agregados familiares (74.5%) possuía um burro. Este nível de posse pode ser atribuído ao pequeno tamanho da terra na área de alto potencial agrícola e à alta densidade populacional onde os pequenos agricultores têm espaço suficiente para pelo menos um burro. Os burros eram usados principalmente (86.76%) para fins domésticos, especialmente para transportar culturas vegetais, estrume, água, leite, ração animal, lenha, materiais de construção e produtos de mercado. Durante a estação das chuvas, as estradas tornam-se intransitáveis devido ao tipo de solo em algumas áreas. Isto aumenta o uso de burros para transportar os abundantes produtos agrícolas para o mercado. Os burros machos foram preferidos (62.6%) aos burros fêmeas, provavelmente devido à perceção de que eles são mais fortes do que as fêmeas para o trabalho.

A pontuação da condição corporal foi uma medida rápida para avaliar o estado de saúde dos burros na região, tendo a sub-localidade de Rironi a pontuação mais baixa (1 ou 2). Uma pontuação baixa indica um estado nutricional pobre, presença de doenças ou negligência dos burros. O estado de saúde do burro provavelmente influencia a forma como o burro responde à infeção pelo AHSV. Por isso, uma boa nutrição (alimentação e água de qualidade, quantidade e frequência suficientes) era necessária para manter uma boa condição física, fornecer a energia e outros requisitos que lhes permitissem trabalhar no seu potencial máximo. Isto foi acompanhado de cuidados com os burros, onde se propôs um abrigo especialmente da chuva, cuidados regulares com os cascos e atenção imediata para os doentes, de modo a reduzir o sofrimento dos animais. Com cuidados gentis para com os burros, os desafios de contenção devido ao mau temperamento seriam evitados, uma vez que os burros e os seus tratadores teriam uma boa relação, sendo assim mais fácil a contenção para futuros exames clínicos necessários.

Os mosquitos foram, alegadamente, os insectos que picam seres humanos mais comuns na região durante o período das chuvas, com 79,3%. As condições que favorecem a presença de mosquitos são semelhantes às dos *Culicoides,* pelo que se presumiu que estes últimos estavam presentes mas não foram identificados devido ao seu pequeno tamanho (1-3 mm de comprimento), ou que representavam alguns dos 11,4% de insectos que picam desconhecidos. No entanto, é necessário efetuar mais estudos entomológicos para confirmar a presença de *Culicoides* nas divisões de Lari e Limuru e para identificar as moscas que picam desconhecidas. Também devem ser realizados estudos para confirmar ou contestar o papel dos mosquitos e provavelmente dos mosquitos na transmissão da AHS nos burros na área de estudo e noutras partes do Quénia.

Não foi relatado que as zebras estivessem intimamente associadas com os burros na região do estudo, e assim a sua contribuição na epidemiologia da SSA aqui foi inexistente, ao contrário de outros locais relatados fora do Quénia (Hamblin *et al.,* 1998).

O uso de acaricidas não parece influenciar a seropositividade dos burros. Embora os medicamentos veterinários que contêm Deltametrina, usados como uma aplicação, sejam atualmente considerados eficazes contra as espécies de *Culicoides*, os produtos não são completamente eficazes e, na melhor das hipóteses, apenas reduzem o risco de os burros serem mordidos por mosquitos. Os repelentes de insectos podem ser usados em vez de insecticidas (DEFRA, 2008).

O alojamento do anoitecer ao amanhecer em casas à prova de insectos é um fator importante no controlo da SSA porque reduz o contacto entre o hospedeiro e o vetor (DEFRA, 2008). Quarenta e sete por cento dos burros foram alojados, mas o tipo de alojamento era apenas uma estrutura com um telhado e sem paredes. Isto não podia evitar que os *Culicoides* mordessem os burros. Portanto, independentemente do facto dos burros estarem alojados, soltos, amarrados ou levados para a floresta, todos os burros estavam em risco de serem mordidos por *Culiciodes*. No entanto, os burros levados para a floresta durante a noite pareciam ter uma maior probabilidade de testarem positivo para a SSA. Esta foi a situação que provavelmente contribuiu para a alta prevalência (60%) da SSA nos burros em Kambaa, onde os burros entraram em contacto próximo com um grande número de vectores, numa altura em que a atividade do mosquito estava no seu pico (do anoitecer ao amanhecer).

A maioria dos burros foram obtidos do mercado quando já eram velhos (idade média de cerca de 9 anos). Com o aumento da idade, os burros na categoria de idade de 912 anos tinham uma maior probabilidade de ter anticorpos contra a AHS, possivelmente devido a uma exposição prolongada ao AHSV. Foi recomendado um estudo alargado da SSA em burros nas regiões vizinhas para excluir a aquisição de áreas endémicas de SSA.

A presença de um curso de água teve um efeito plausível na seropositividade para a SHA, uma vez que este é um local ideal para a reprodução do vetor. É também um veículo para transportar o vetor nas fases imaturas (larvas). O estudo revelou uma relação direta entre a seropositividade para a SSA e os burros que pastam perto de ribeiros de água.

A doença clínica observada nos burros neste estudo contesta a descoberta de que os burros são portadores assintomáticos (Hamblin *et al.,* 1998). Estes sinais clínicos são semelhantes aos exibidos em cavalos com formas cardíacas e pulmonares de AHS. Estes relatórios, portanto, representam um marco importante na observação destas formas de doença nos burros. Uma pequena proporção (4.28%) dos burros ELISA positivos examinados mostraram sinais clínicos óbvios. Este achado está de acordo com a maioria dos outros (Coetzer e Guthrie, 2004) que afirmam que os burros são frequentemente afectados pela forma febril da SSA, que muitas vezes não é detectada durante o diagnóstico clínico. Um surto clínico de SSA em burros na vizinha Divisão Kikuyu, durante o período de estudo, demonstrou a necessidade de estudos clínicos e epidemiológicos adicionais da doença em burros noutras partes do Quénia.

Durante o segundo período de amostragem em agosto/setembro de 2010, que foi na estação seca, não foram registados casos clínicos. Esta constatação está de acordo com a de Williams *et al.* (1993), que afirmaram que a SSA ocorre sazonalmente e que os surtos são influenciados por condições que favorecem a reprodução do vetor, o que acontece sobretudo durante e após a estação das chuvas.

A estatística kappa usada para quantificar o nível de concordância entre os testes de diagnóstico clínico, como olhos vermelhos, cabeça inchada e fraqueza, e os testes ELISA foi muito baixa. Esta fraca concordância pode ser explicada pelo facto de que o ELISA detectaria anticorpos em burros que estivessem a incubar a doença, assim como naqueles que tivessem recuperado recentemente. Por conseguinte, a ausência de sinais clínicos não implica necessariamente que o burro não tenha sido exposto ao AHSV. O uso da serologia foi, portanto, o melhor método de diagnóstico para testar os burros para a SSA. No entanto, é relativamente caro em termos de tempo (24 horas) e de dinheiro ($8 para testar uma amostra). Além disso, a disponibilidade de kits de teste pode também ser um constrangimento. Propõe-se, portanto, que os Laboratórios Veterinários no Quénia armazenem os kits e formem o pessoal para testar o soro dos burros suspeitos de SSA.

O ICC de 0,7 mostrou que a AHS foi altamente agrupada dentro dos agregados familiares, pelo que a maior parte da variação do resultado foi entre agregados familiares (em oposição à variação dentro dos agregados familiares). Esta foi uma medida muito importante, especialmente para os investigadores que pretendem calcular os tamanhos das amostras para a AHS no futuro, a fim de realizar estudos epidemiológicos, tal como no cálculo do efeito do desenho, que é o fator pelo qual uma amostra aleatória simples deve ser multiplicada, a fim de obter um bom tamanho de amostra ajustado dentro dos agregados familiares.

Em geral, o método do Modelo Misto de Regressão Logística usado para a análise dos dados foi um método muito adequado para analisar os dados multiníveis agrupados. Portanto, as variáveis significativas (categoria de idade e presença de um curso de água) obtidas foram os factores de risco para a SSA nos burros neste estudo. No entanto, mais factores de risco deveriam ter explicado a doença nos burros. Por isso, foram propostos outros desenhos de estudo, como um estudo de coorte, de modo a revelar claramente os factores de risco da SSA nos burros.

É necessário realizar mais testes, especialmente para identificar os serotipos antigénicos responsáveis por causar a doença clínica nos burros na área de estudo, assim como noutras partes do Quénia. Isto asseguraria que a produção de vacinas fosse adaptada para fornecer imunidade contra a doença.

5.2 CONCLUSÕES

Com base nos resultados do estudo, as conclusões incluem: -

i. A peste equina é endémica nos burros em todas as seis sub-localizações de estudo das divisões de Lari e Limuru do Distrito Oeste de Kiambu.

ii. A prevalência da SSA nos burros demonstra uma variabilidade sazonal; que foi de 35.2% na estação das chuvas e 27.6% na estação seca.

iii. Os sinais clínicos são um indicador de diagnóstico fraco para a presença de SHA nos burros, enquanto que o ELISA competitivo é um teste fiável.

iv. A Peste Equina apresenta uma forma clínica de doença nos burros que tem uma manifestação sazonal.

v. A idade (categoria de 9-12 anos) e a presença de um curso de água perto das áreas de pastagem foram factores de risco significativos para os burros serem diagnosticados com SSA.

vi. A vacinação contra a SSA não era praticada na região; por conseguinte, a seropositividade não era suscetível de confusão em termos de interpretação dos dados.

5.3 RECOMENDAÇÕES

i. Os resultados deste estudo devem ser divulgados em artigos de revistas científicas e incluídos em cursos de graduação e pós-graduação.

ii. Devido ao baixo nível de consciencialização sobre a SSA entre os proprietários de burros, a informação sobre a mesma deve ser disseminada através dos meios de comunicação; por exemplo rádio, televisão, jornais, panfletos, barazas comunitárias, dias de campo, serviços de extensão veterinária ou cursos de educação continuada. Isto deveria ser feito em colaboração com as ONGs já existentes que se ocupam do bem-estar dos burros.

iii. É necessário mais trabalho para isolar o serotipo do AHSV presente nas áreas de estudo assim como noutras áreas do Quénia. O serotipo que causa a doença clínica nos burros também deve ser determinado.

iv. Devem ser efectuados estudos adicionais para compreender melhor a ecologia e a dinâmica da doença na região ao longo do ano.

v. Devem ser efectuados estudos demográficos (propriedade e origem dos burros) e entomológicos para identificar mosquitos e outras moscas que picam, no que diz respeito à contribuição para a SSA.

vi. Os investigadores e outras partes interessadas devem ser incluídos na provisão efectiva de serviços de saúde e bem-estar animal de uma forma coordenada de modo a otimizar a saúde e a produtividade dos burros.

CAPÍTULO 6

REFERÊNCIAS

Aganga, A.A., Maphorisa, K. (1994). Caracterização e usos dos burros no Botswana. In: *Improving animal traction technology* (eds: P. Starkey, E. Mwenya and J. Stares) ppl46-149. Actas do 1st workshop da ATNESA, 1823 de janeiro de 1992, Lusaka, Zâmbia, Centro Técnico para a Cooperação Agrícola e Rural (CTA), Wegeningen, Países Baixos.

Barnard, J.H., (1998). Epidemiologia da peste equina e o papel da zebra na África do Sul. *Arquivos de Virologia,* **14:** 13-19.

Baylis, M., Mellor, P.S., Meiswinkel, R. (1999). Doença do cavalo africano e ENSO na África do Sul, *Nature,* **397:** 574.

Bouayoune, H., Touti, J., El Hasnaoui, H., Baylis, M., Mellor, P.S. (1998). Os *Culicoides* vectores do vírus da peste equina em Marrocos: distribuição e implicações epidemiológicas. *Archives of Virology,* **14:** 113-125.

Central Bureau of Statistics (CBS). (2005). O Inquérito Económico. Ministério do Planeamento e do Desenvolvimento Nacional. Impressoras do Governo, Nairobi, Quénia.

Gabinete **Central** de Estatística **(CBS).** (2010). The 2009 population and housing census results, Central Bureau of Statistics (CBS), Ministry of Planning National Development and Vision 2030, Nairobi, Kenya.

CFSPH (2006)
www.cfsph.iastate.edu/diseaseinfo/ppt/africanhorsesickness.ppt
Centro de Segurança Alimentar e Saúde Pública em conjunto com o Institute for Corporation in Animal Biologies. Acedido em 12/01/2010.

Coetzer, J.A.W., Erasmus, B.J. (1994). Doença do cavalo africano. In: Infectious Diseases of Livestock with Special Reference to Southern Africa (Doenças Infecciosas do Gado com Referência Especial à África Austral). (Eds. J.A.W. Coetzer, G.R. Thomson e R.C. Tustin). Vol 1, Oxford University Press, Cidade do Cabo, pp 460-475.

Coetzer, J.A.W., Guthrie, A.J. (2004). Doença do Cavalo Africano. In: Infectious Diseases of Livestock (Doenças Infecciosas do Gado). 2nd edition. (Eds. J.A.W.Coetzer, R.C. Tustin). Cidade do Cabo, Oxford University Press. Pp 1231-1246.

Croxton, S. (1993). Animal traction in Action Aid RDA'S; Kibwezi and Ikanga. Intermediate Technology Development Group, My son House, Railway Terrace, Rugby CV21 3HT, Reino Unido, pp 50.

David, H. (2002). Horse Healthcare - A manual for animal health workers and owners (Cuidados de saúde dos cavalos - Um manual para trabalhadores e proprietários de animais). Publicação ITDG. Pp 256.

Davies, F.G., Soi, R.K., Binepal, V.S. (1993). Vírus da peste equina isolados no Quénia. *Registos Veterinários,* 24;132 (17):440.

Departamento do Ambiente, da Alimentação e dos Assuntos Rurais (DEFRA, 2008). Saúde Animal Internacional. Ref: VITT1200/AHS www.defra.gov.uk/animalh/diseases/monitoring/index.htm. Acedido em 12/01/2010.

Direção de Produção e Saúde Animal. 1999. Departamento Nacional de Agricultura, África do Sul. http://.nda.agric.za/horse/horse.htm. Acedido em 12/01/2010.

Dohoo, L, Martin, W., Stryhn, H. (2003). Investigação Epidemiológica Veterinária. AVC Inc. Charlotte town, Ilha do Príncipe Eduardo, Canadá. PP 185 - 205.

Erasmus, B.J. (1973). The pathogenesis of African horse sickness, In Equine Infectious Diseases III, Proceedings of the 3rd International Conference of Equine Infectious Diseases, Paris, France, 1972, Karger, Basel Bryans J.T., Gerber H. (Eds.), ppl-11.

GenStat Discovery Edition 3, (2007). VSN International Ltd., Kernel Hempstead, Reino Unido.

Hamblin, C., Graham, S.D., Anderson, E.C., Crowther, J.R. (1990). Um ELISA competitivo para a deteção de anticorpos específicos de grupo contra a peste equina. *Epidemiology and Infection,* 104:303-312.

Hamblin, C., Salt, J.S., Mellor, P.S., Graham, S.D., Smith, P.R., Wohlsein, P. (1998). Donkeys as reservoirs of African Horse Sickness virus. *Archives of Virology,* **14:** 37-47.

Hazrati, A., Mirchamsy, H., Bahraini, S. (1972). Estudos comparativos sobre as respostas serológicas dos cavalos ao vírus da peste equina. Em Equine infectious Diseases III, Proc. 3rd International Conference in Equine Infectious Diseases, Paris, France. (Eds. Karger Basel, Bryans J.T., Gerber H.). 1973, pp 69-80.

Howell, P.G. (1962). O isolamento e a identificação de outros tipos antigénicos do vírus da peste equina. *Onderstepoort Journal of Veterinary Research,* **29:** 139-149.

Jaetzold, R, Schmidt, H. (1983). Manual de Gestão Agrícola do Quénia: Natural conditions and farm management information. Ministério da Agricultura, Nairobi, Quénia.

Kaumbutho, P.G., Waithanji, E., Karimi, A. (1998). O poder do burro no contexto da mecanização de pequenos produtores e do agronegócio no Quénia. Relatório do seminário internacional ATNESA realizado de 5 a 9 de maio de 1997, Debre Zeit, Etiópia.

KENDAT (Rede do Quénia para a disseminação de tecnologias agrícolas). (2009). Foco do Programa, Cobertura e Estratégia 2009-2010. http://www.kendat.org/blog/programme-focusZ5/. Acedido em 12/01/2010.

Martin, S.W., Meek, A.H., Willeberg, P. (1987). Veterinary Epidemiology, Principles and Methods, ppi65.

Mattioli, R.C., Zinsstag, J., Pfister, K. (1992). Serologia da Peste Equina e da

Anemia Infecciosa Equina na Gâmbia. *Tropical Animal Health Production,* 24:207-208.

Meiswinkel, R., Nevill, E.M., Venter, G.J. (1994). Vectores; *Culicoides* spp., em: Coetzer J.A.W., Thomson G.R., Tustin R.C. (Eds.), Infectious diseases of livestock with special reference to Southern Africa, Vol. 1, Oxford University Press, Cape Town, pp.68-89.

Meiswinkel, R. (1998). The 1996 outbreak of African Horse Sickness in South Africa - the entomological perspective, *Archives in Virology,* **14:** 69-83.

Meiswinkel, R., Paweska, J.T. (2002). Evidência de um novo vetor *Culicoides* de campo da peste equina na África do Sul. *Medicina Veterinária Preventiva,* 60:243-253.

Mellor, P.S. (1993). African Horse Sickness: transmission and epidemiology, *Veterinary Research,* **24:** 199-21.

Mellor, P.S., Hamblin, C. (2004). Doença do cavalo africano, *Veterinary Research,* **35:** 445-466

Mellor, P.S., Wittmann, E.J. (2002). Bluetongue virus in the Mediterranean Basin. *Veterinary Journal,* 164:20-37.

Mellor, P.S., Boorman, J., Baylis, M. (2000). Effect of Temperature on African Horse Sickness Infection in *Culicoides (*Efeito da temperatura na infeção por peste equina em *Culicoides). Archives of Virology,* 14:155-163.

Njenga, P. (1993). Use of donkeys as a means of transport for rural households in Limuru, Kenya. Secção de Infra-estruturas e Obras, Departamento de Emprego e Desenvolvimento, OIT, Genebra, Suíça, pp85.

Gabinete Internacional das Epizootias (OIE). (2010). Peste equina, Informations sanitaires, Paris, França.http://www.oie.int/eng/maladies/ fiches/a_Al 10.htm. Acedido em 08/03/2010.

Pearson, R.A., Nengomasha, E.M., Krecek R.C. (1997). Os desafios no uso de burros para trabalhar em África. Um documento apresentado no Workshop da Rede de Tração Animal da África Oriental e Austral (ATNESA), *"Improving donkey utilization and management"* 5-9 de maio de 1997, Debrezeit, Etiópia.

Comunicação pessoal; correio eletrónico do Dr. Habil. Urrich Wemey da CVRL em 15/07/2010

Sailleau, C., Hamblin, C., Paweska, J.Y., Zientara S. (2000). Identificação e diferenciação dos nove serotipos do vírus da peste equina por amplificação RT-PCR do segmento 2 do genoma específico do serotipo. *Journal of General Virology,* **81:** 831-837.

Sellers, R.F., Mellor, P.S. (1993). Temperature and the persistence of viruses in *Culicoides.* During adverse conditions, *Revue Scientifique et Technique Office International Des Epizooties,* **12:** 733-755.

Starkey, P. (1994). Utilização do burro na África Subsaariana: Recent changes and apparent needs, (eds. Bakkoury M e Prentis R A). Working Equines, pp 289302.

Tomori, O., S. Baba, F. Adu, J., Adeniji. (1990). An overview on Orbivirus disease prevalence and occurrence of vectors in Africa, pp23-33. In Proceedings of 2nd International Symposium on Bluetongue, African Horse Sickness, and Related Orbiviruses, Paris, June 17-21, 1991. (eds. T.E. Walton e B.I. Osburn), CRC Press, Boca Raton, Fla.

Van Rensburg, L.B.J., De Clerk, J., Groenewald, H.B., Botha, W.S. (1981). Um surto de peste equina em cães. *Jornal da Associação Veterinária da África do Sul,* **52:** 323-325.

Venter, G.J., Meiswinkel, R. (1994). The virtual absence of *Culicoides imicola* (Diptera: Ceratopogonidae) in a light-trap survey of the cold, high-lying area of the eastern Orange Free State, South Africa, and implications for the transmission of arboviruses, *Onderstepoort Journal of Veterinary Research,* **61:** 327-340.

Wellby, M.P., Baylis, M., Rawlings, P., Mellor, P.S. (1996). Effects of temperature on the rate of virogenesis of African Horse Sickness Virus in *Culicoides* (Diptera: Ceratopogonidae) and its significance in relation to the epidemiology of the disease. *Medical and Veterinary Entomology,* **86:** 715-720.

Williams, R., Plessis, D.H.D., Wyngaardt, W.V. (1993). ELISAs reactivos a grupos para deteção de anticorpos contra os vírus da peste equina e da encefalose equina em soros de cavalos, burros e zebras. *Journal of Veterinary Diagnostics Investigations,* 5:37.

Wittmann, E.J., Baylis, M. (2000). Climatic Change: Effects on *Culicoides* - Transmitted Viruses and implications for the UK. *The Veterinary Journal,* **160:107** 117.

Zeleke, A., Sori, T., Powel, K., Endebu B. (2003). Isolamento e identificação de serotipos circulantes da peste equina na Etiópia. *Jornal de Investigação Aplicada em Medicina Veterinária,* **3(1):** 40.

CAPÍTULO 7

APÊNDICES

Apêndice 1: Questionário sobre o conhecimento e os factores de risco da Peste Equina nos burros.

Inquérito Demográfico Domiciliário sobre a População de Burros e a Peste Equina nas Divisões de Limuru e Lari, Quénia

A. Informações gerais: número de telefone de contacto.........

.. DivisãoLocalizaçãoSub localização.......................................

Nome do ....proprietárioData...................

Nome do inquirido .... Sexo: Masculino (1) .... Feminino (2)...........

Nível de educação do inquirido: Primário (1)...............Secundário (2) Pós-secundário (3)..Sem educação formal (4)...

Se pós-secundário, é baseado na saúde animal (1) .... ou na saúde não animal
com base (2) ....

Idade do inquirido: 10-25 anos (1)...................25-45 anos (2................)>45 anos (3).......

Número de burros no agregado familiar por idade e sexo: Macho fêmeaBSC (Índice de Condição Corporal)

Menos de um ano ....de idade ....

Mais de um ano de ....idade ....

B. Sensibilização para as doenças dos burros

Por favor classifique as seguintes doenças/condições que observa nos seus burros por ordem de importância (1=mais importante, 3=média importância, 5=menos importante)

1. Vermes/ Helmintose (pelo áspero, não se alimenta e está letárgico)..............
2. Babesiose (urina de cor vermelha e fraqueza)....................
3. Pneumonia (dificuldade respiratória, tosse e corrimento nasal).....................
4. Parasitas da pele......................................
5. Feridas..

Já alguma vez observou os seus burros a apresentarem alguma das seguintes caraterísticas?

6. Cabeça inchada (Sim/Não).................
7. Olhos vermelhos (Sim/Não)................
8. Falta de energia (fraqueza) (Sim/Não) ....
9. Em caso afirmativo, em que estação do ano observa os sinais?

a) Durante a estação das chuvas (1) ....
b) Pouco depois das chuvas (2) ....
c) Durante a estação seca (3) ....
d) Durante todo o ano (4) ....

lO.Sabe o que é a peste equina? (Sim/Não) ....

C. Local de reprodução do vetor

Existe algum dos seguintes elementos no interior ou na proximidade da sua herdade?

11. Lagoas (Sim/Não) ....
12. Pântano ou água estagnada (Sim/Não) ....
13. Corrente de água (Sim/Não) ....
14. Fugas nos canos de água (Sim/Não) ....
15. Estrume animal acumulado (Sim/Não) ....
16. Vegetação em decomposição (Sim/Não) ....
17. Qual é a fonte de água das suas pastagens? Pluviais (1) .... Irrigadas (2) ....

I8.D0 tem poças de água na sua exploração agrícola depois de chuvas fortes durante: <3dias
(1)............3-7dias (2).............7-14dias (3........................)>14dias (4)...................

D. Ocorrência do vetor

19. aplica algum inseticida no seu gado? .... (Sim/Não)

2O.Em caso afirmativo, que inseticida utiliza?...

21) Como se aplica o inseticida? Pulverização (1) .... pour-on (2) .... spray (3) ......

22 Com que frequência aplica o inseticida? 1. Uma vez por semana2 . Uma vez em duas
semanas....

23 Uma vez por mês4 ... Outro - especificar......................

24 Observou os burros a baterem com as patas na sua propriedade Sim/Não)?

25 Observou a inquietação dos burros na sua exploração agrícola (Sim/Não)?

26 Os burros não se coçam nas superfícies da vossa quinta?
(Sim/Não)? ....

27 Observou marcas de feridas provocadas por arranhões nos burros da sua exploração (Sim/Não)?...........

28 Já sentiu picadas de insectos e/ou reacções de comichão quando estava na quinta à noite? (Sim/Não)........

29 . Que tipo de insectos picam as pessoas na sua quinta? Mosquitos (1) Moscas (2) .... Outros (especificar) (3) ....

Observa muitos mosquitos na sua quinta:

29 Durante a estação das chuvas? (Sim/Não)

30 . Pouco depois das chuvas? (Sim/Não) .

31 Durante a estação seca? (Sim/Não) ....

32 . Durante todo o ano? (Sim/Não)

E. Estado de vacinação

33 Vacina os seus burros? (Sim/Não)..

1.1 1Se a resposta for afirmativa ao ponto 33 supra, contra que doença? AHS (1) Tétano

(2) outros (especificar) (3).......

35. vacinado por? Veterinário (1) .... Assistente de saúde animal (2) .... Autónomo

(3) ....

36.Com que frequência vacina os burros? Uma vez por ano (1)...........uma vez em dois

anos (2) ....Nenhum momento específico (3)

F. Regime de estabulação e utilização do burro

3 7) Qual é o objetivo da criação dos seus burros?

a) Para fins de tração (para o trabalho) (1).................

b) Fins comerciais (2)...

c) Outros (especificar) (3) ....

38) Qual é a origem do burro? ....Do seu próprio gado (1)...Do vizinho

(2)........ Outros (3) ......

39.Há quanto tempo é que o burro está na quinta desde a sua aquisição? <3Meses (1)...... 3-6meses (2 ....)>6meses (3) ....

40 Foram vistos cavalos ou zebras à volta dos burros? (Sim/Não).......

41 Como é que o vosso burro é guardado da noite para a manhã?

(1) Alojado .... (2) Amarrado .... (3) Solto no propriedade rural ....

G. Estado de controlo da doença nos burros

42.(1) Vacinação ....(2) Desparasitação ....(3) Antibióticos quando doente...........

Apêndice 2: Modelo de registo para casos suspeitos de peste equina em burros de carga

1. Nome do proprietário ------------------------------------ ; sub-localização ----------

------------- número de burros possuídos --------------------------

2. Idade e sexo do burro clinicamente afetado: ----------e ----------------

3. **Exame físico: verificar a presença dos seguintes sinais clínicos:**

A. Inchaços edematosos

a. Supra orbital fossae..................	g. Laryngeal region..................
b. Eyelids..................................	h. Neck...................................
c. Cheeks..................................	i. Chest..................................
d. Lips......................................	j. Brisket................................
e. Tongue..................................	k. Legs...................................
f. Intermandibular space..............	l. Others.................................

B. Postura e comportamento do animal

a. Depressed..
b. Anorexic..
c. Stands with the forelegs spread apart................
d. Extended head and neck................................
e. Fully dilated nostrils................................
f. Colicky..
g. Others..

C. Qualquer sinal nervoso observado

a. Loss of control or co-ordination of the hindquarters............................
b. Frenzy..
c. Excitability- sensitivity to sound/noise...

d. Convulsion..
e. Others..

D. Olhos

a. Eversion of the eyelids..................... b. Congestion of the conjunctivae........... c. Petechial haemorrhage of conjunctivae... d. Epiphora................................	e. Prolapse of the nictating membrane (3rd eye lid)..... f. Keratitis................. g. Others....................

E. Respiração

a. Breath with dilated nostril.. b. Spasmodic coughing.. c. Forced expiration with abdomen showing heave line............................. d. Harsh or moist rails or roaring sound while breathing............................ e. Dyspnea.. f. Others..

F. Outras observações clínicas

a. Hemorragia petequial ou equimótica da superfície ventral da língua
b. Aborto (em mulheres).
c. Outros

F. Parâmetros fisiológicos medidos e respectivos valores

a. Rectal temperature.................................. b. Respiratory rate.. c. Pulse rate..

G. Resposta ao tratamento

a. Respondeu bem e recuperou
b. Não respondeu ao tratamento e morreu

H. Detalhe as lesões/encontros post-mortem observados se um burro morreu e o exame post-mortem é efectuado

Appendix 3: Análise univariável (análise bruta) dos factores de risco para a SHMA utilizando um modelo de regressão logística de efeitos mistos com a variável *número de agregados familiares* incluída como efeito aleatório.

Univariable analysis Variable	**Value**	**n**	**Odds ratio**	**95% CI**	***P-value***
Age category[a]	1-5 6-8 9-12 13-30	23 47 81 48	0.8 1.3 2.3 1.32	0.09-6.32 0.12-17.6 0.19-36.4 0.11-16.9	0.80 0.09 0.03 0.45
Sex of the donkey	Male Female	125 74	2.00	0.623-6.418	0.2281
Pond	Yes No	60 139	0.651	0.154-2.749	0.5580
Stagnant water	Yes No	46 153	1.168	0.2251-6.061	0.8535
Stream of water[b]	Yes No	70 129	0.197	0.0278-1.402	0.0660
Leaking pipes	Yes No	4 195	0.1405	0.0007-26.22	0.4632
Accumulated dung	Yes No	68 131	1.1089	0.2623-4.688	0.888
Rotting vegetation	Yes No	4 194	1.764	0.0409-76.04	0.7670
Presence of forest	Yes No	34 165	0.686	0.096-4.914	0.7079
Presence of bush	Yes No	49 149	1.448	0.291-7.197	0.6459

Vaccination status	Yes No	67 13 2	0.349	0.0732- 1.668	1.15 56
Source of donkey[c]	Market Neighb or Own stock	12 2 47 30	0.261 7 0.155 5	0.449- 1.525 0.022- 1.09	0.03 93
Donkey use[d]	Domes tic Comm ercial	17 3 26	2.338	0.418- 108.9	0.06 41
Housing[e]	House d Tether ed Let free Forest	93 78 15 13	2.8 1.24 0.066 9 0.312 5	0.001- 14.72 0.115- 13.265 0.001- 2.578 0.0738- 1.323	0.14 31

a, b, c, d, e Variáveis elegíveis para inclusão no modelo multivariável ($P \leq 0,20$)

Appendix 4: Análise multivariável (análise ajustada): Valor de corte P=0,05

Variable	**P-Value**	χ^2	**Odds ratio**
Age category[a]	**0.021 7**	**5.27**	**2.3**
Stream of water[b]	**0.034 6**	**4.47**	**2.1**
Source of donkey[c]	**0.236 6**	**2.88**	**0.4**
Donkey use[d]	**0.136 8**	**2.21**	**0.7**
Housing[e]	**0.186**	**2.55**	**0.5**

a, b Variáveis a incluir no modo final

Appendix 5: Saída do modelo final

```
--------------------------------------------------------------------------------
Results |     Coef.    Std. Err.     z    P>|z|    [95% Conf. Interval]
--------------------------------------------------------------------------------
Age category |  .6622609  .2833929   2.34  0.019    .106821   1.217701
      Stream | -1.760881  1.005948  -1.75  0.080  -3.732504   .2107414

       _cons | -1.397525  1.125981  -1.24  0.215  -3.604408   .8093574
--------------------------------------------------------------------------------

--------------------------------------------------------------------------------
Random-effects Parameters |  Estimate  Std. Err.   [95% Conf. Interval]
--------------------------+-----------------------------------------------------
number: Identity          |
              var(_cons)  |  7.144287  4.653933    1.992825   25.61231
```

Appendix 6: Estatísticas Kappa

	Ab- ELISA test results **+ve**	Ab- ELISA test results **-ve**	TOTALS
Clinical Diagnosis **+ve**	3	0	3
Clinical Diagnosis **–ve**	67	129	196
TOTALS	70	129	199

Percentagem de acordo = 3+129/199 = 66,3

Concordância devida ao acaso = +ve 70*3/199 = 1,055; -ve 129*196/199 = 127,0 1,055+127=128,055. e 128,055/199*100 = 64,35

Grau de concordância

0 % 66.3% 100%

No agreement level of agreement complete agreement

0% 64.35% 100%

Level of agreement due to chance possible/level of agreement beyond chance

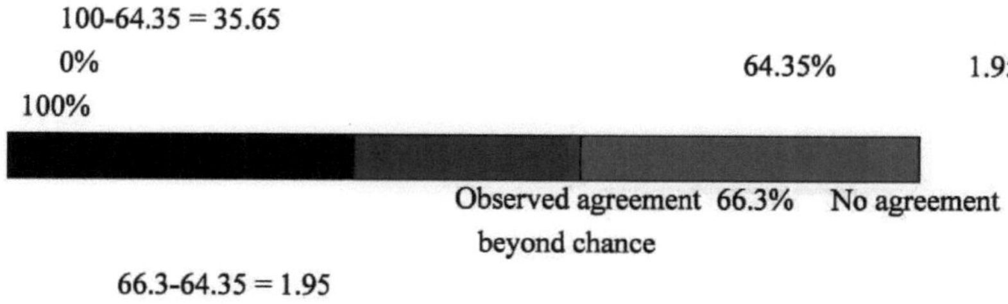

100-64.35 = 35.65

0% 64.35% 1.95%

100%

Observed agreement 66.3% No agreement beyond chance

66.3-64.35 = 1.95

A proporção de acordo potencial para além do acaso é KAPPA

KAPPA = concordância observada para além do acaso = 1,95/35,65 = 0,05 = concordância fraca.

Possibilidade de acordo para além das possibilidades

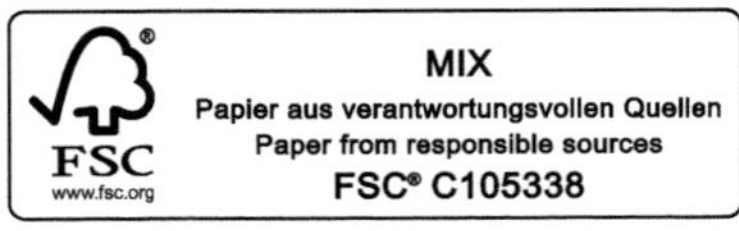

Printed by Books on Demand GmbH, Norderstedt / Germany